橙品
清单
CHAMPION LIST
www.ci123.com

2016育儿网橙品清单妈妈口碑之选
万千妈妈诚意满满的母婴用品推荐

聪明妈妈消费指南

2ND

CONGMING
MAMA

育儿网
www.ci123.com
主编

活动介绍

什么是橙品清单

“橙品”谐音“诚品”，也是“产品”二字的延伸，意指被寄予诚恳心意，执着坚守品质的母婴产品。育儿网橙品清单，是育儿网旗下针对母婴产品开发的系列高品质栏目，始终坚持“真实、专业、中立”，为妈妈们了解、体验、选购母婴产品，提供最诚意的参考。

评选原则

“妈妈口碑之选”是育儿网橙品清单的基础，是母婴行业首个奉行“无电商、无水军、无干预、真实用户、真实口碑”的母婴用品评选。

2016年度第二届育儿网妈妈口碑之选，由100%真实妈妈推荐选出母婴用品好货，育儿网全程保持中立的媒体态度，严格规定每位参与妈妈仅能对每个品类的用品行使一次投票推荐权，严查水军与恶意刷票行为。旨在让有经验的妈妈做出真实的口碑推荐，为母婴人群尤其是新手妈妈提供真实可靠的母婴用品消费指南。

评选活动期间，共收获106974名妈妈的真实投票推荐，和73054份真实口碑推荐，产生母婴用品“**单品类TOP10**”与“**全品类TOP10**”清单。

在10万多名参与评选的妈妈中，宝宝0~1岁的妈妈占比53.1%，90后妈妈占比65.6%，如今的母婴市场已经是由90后新时代妈妈引领风向的市场。

参与妈妈年龄分布

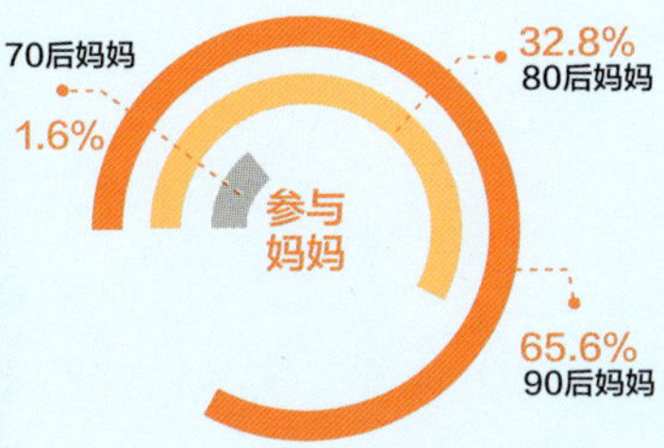

宝宝年龄分布

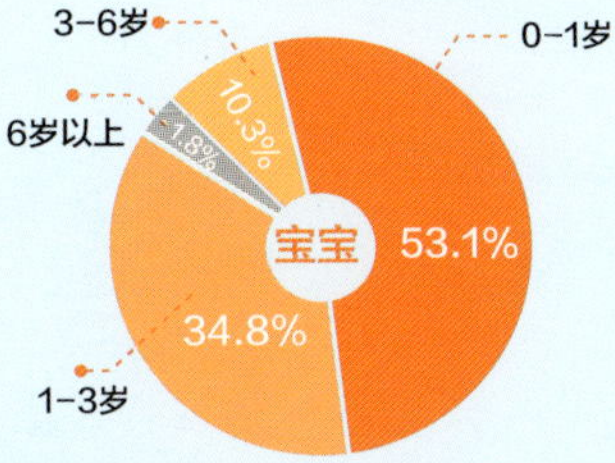

参与妈妈地域分布

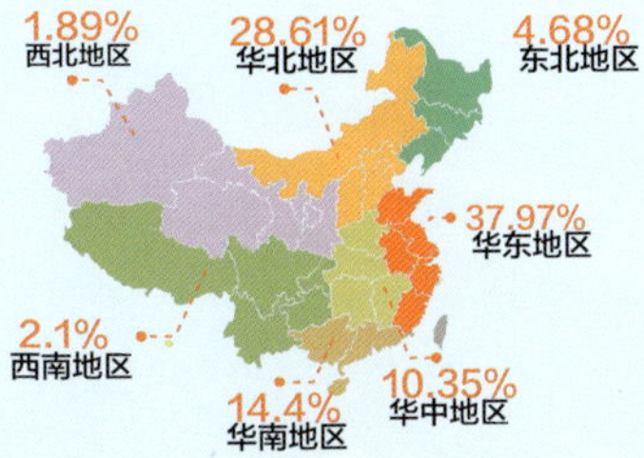

此外，由专家、资深母婴媒体人、国家高级育婴师、专业母婴编辑评选出“**年度设计奖**”、“**年度科技奖**”、“**年度创意奖**”、“**年度国货奖**”、“**年度特色奖**”和“**年度潜力奖**”，针对母婴行业内涌现的优质母婴用品予以肯定和鼓励，从不同维度力荐更多母婴好用品。

媒体评鉴团

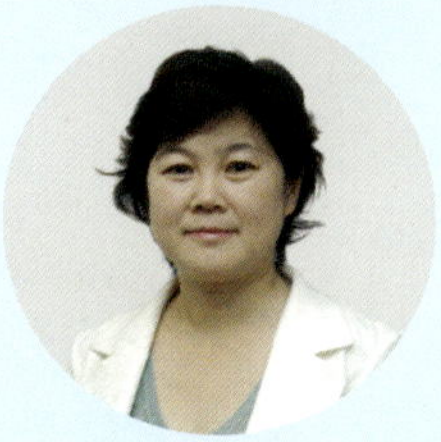

恽梅
《父母必读》杂志主编

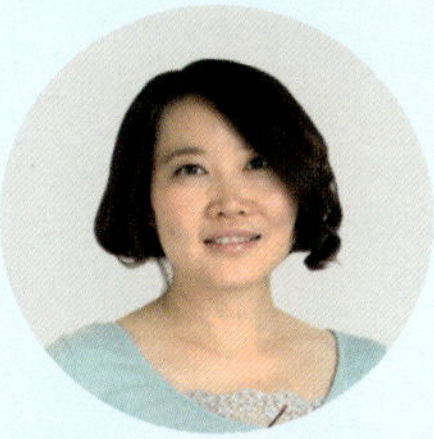

鲍铁薇
《父母世界Parents》编辑部主任

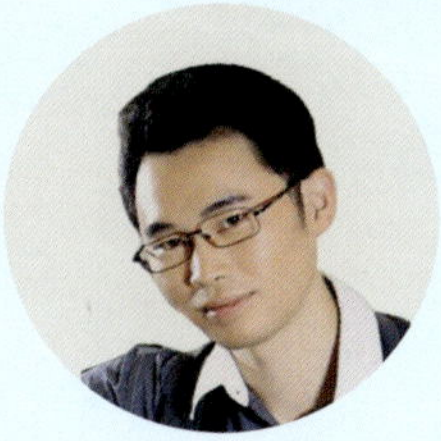

李代伟
中国婴童网主编

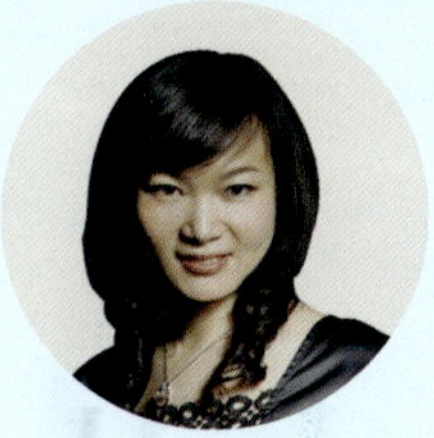

陈昕
《妈妈宝宝》杂志主编

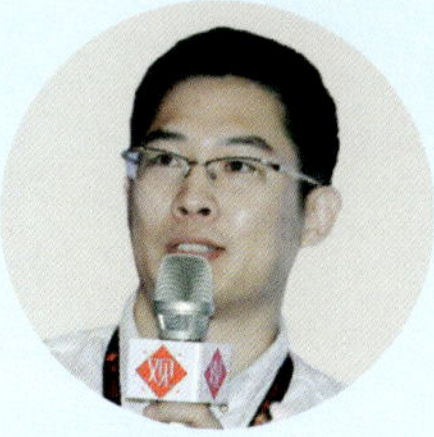

杨德勇
母婴行业观察创始人

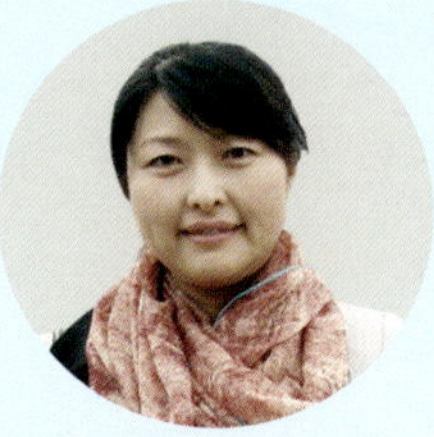

杨红玲
北京京正国际展览有限公司总经理

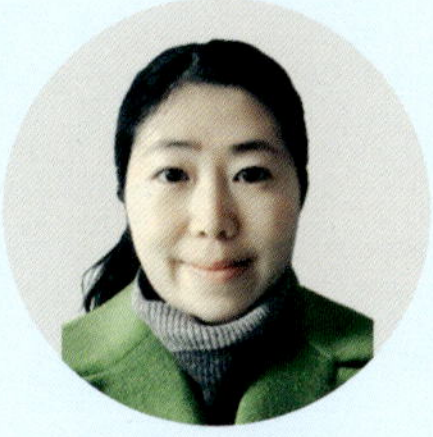

曾杨
《亲子》杂志副社长、副主编

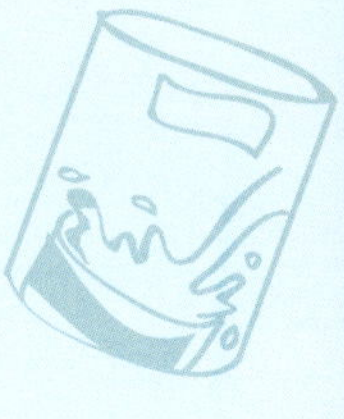

育婴师评审团

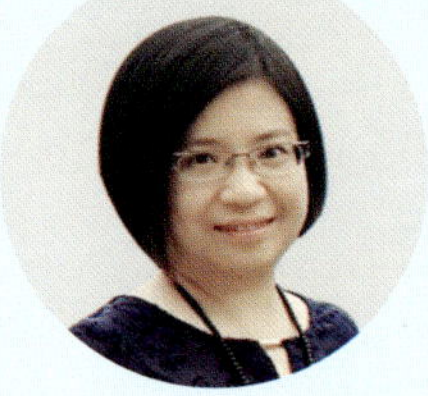

刘素玲
国家高级育婴师
扬州计生委早教讲师

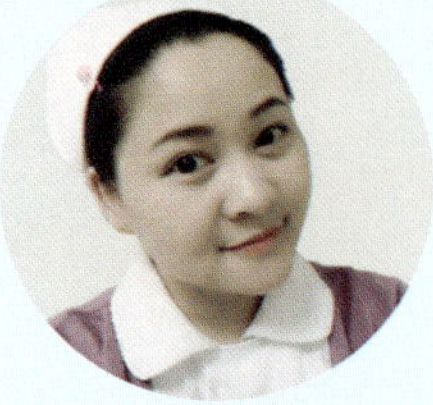

张彩玲
主管护师
国家高级育婴师

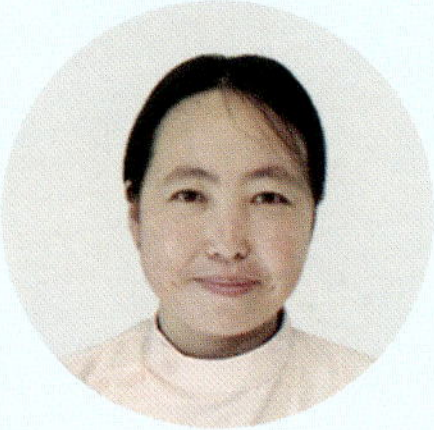

桂会霞
MomCool萌酷母婴服务
高级母婴护理师

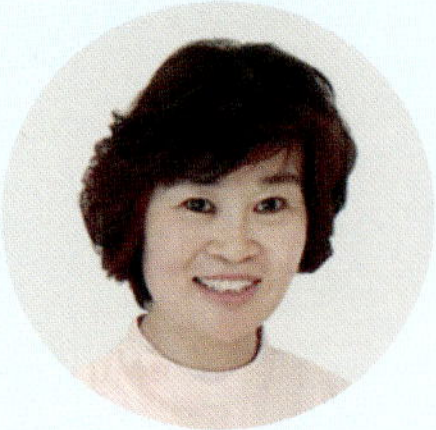

吴秀华
MomCool萌酷母婴服务
高级母婴护理师

编辑评鉴团

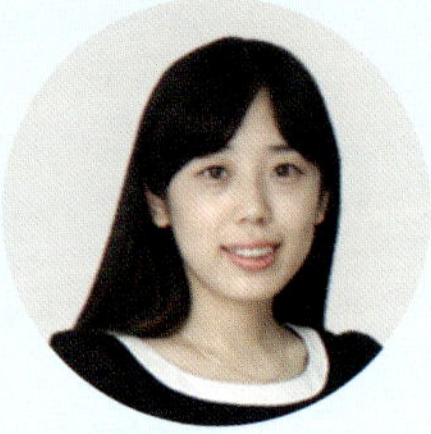

王婷雯
育儿网主编

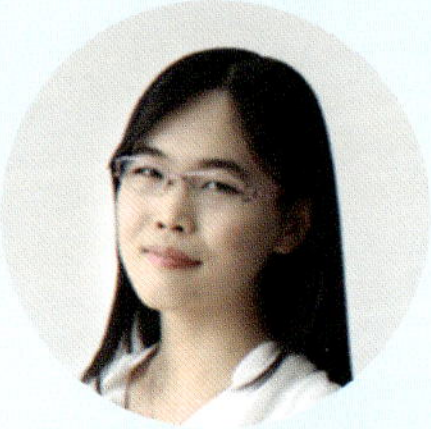

李梦寒
育儿网资深母婴编辑

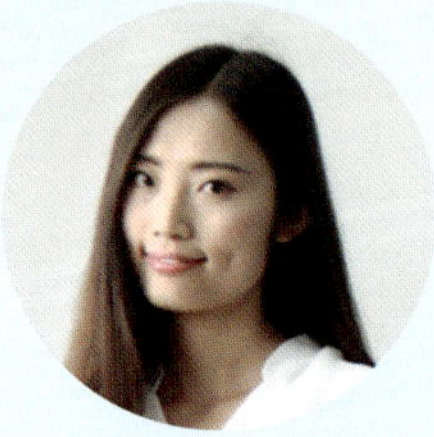

李婷婷
育儿网资深母婴编辑

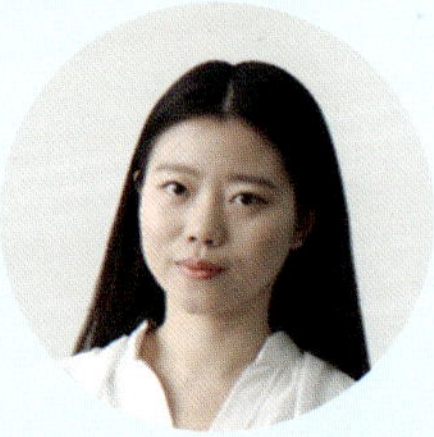

陈雅欣
育儿网资深母婴编辑

*本书中的产品价格均为参考价，实际价格会随市场行情有所波动。

推荐序（一）

这本书，主治准妈妈和新妈妈们的母婴用品选择困难症。繁多的母婴用品让她们选择困难，而各种被显性隐性干预的网络口碑，让她们无从辨别真伪。妈妈们在选购母婴用品时迫切需要经验妈妈的口碑参考和专家的专业指导，《橙品清单：聪明妈妈消费指南》正是为此而生。我们只有简单的目的，我们的书，妈妈能参考着给自己的宝贝使用，爸爸照着买回家不挨骂，这就可以了。

本书收录了“2016育儿网橙品清单妈妈口碑之选” 中由100%真实妈妈推荐选出的母婴用品好货，汇集了万千妈妈的真实口碑推荐，并联合知名专家和资深母婴编辑为妈妈们做用品选购与使用的专业指导，只为给妈妈们提供真实可靠的母婴用品消费指南。育儿网橙品清单妈妈口碑之选是母婴行业唯一奉行“无电商、无水军、无干预、真实用户、真实口碑”的母婴用品评选，今年是第2届了。我们不吹生态，不喊口号，不凑热闹，过程中虽有阻力，但我们始终坚定地站在妈妈们这一边，才换来这本书与妈妈们的见面，不负妈妈们的信任和支持。

母婴用品瞬息万变新品迭出，但在《橙品清单：聪明妈妈消费指南》，你随时能找到最新最适合自己和宝宝的用品。我们相信品质的力量，也相信妈妈们可以看到我们的真诚。

育儿网联合创始人兼CEO 程力

推荐序（二）

孕育新生命真的是一件既辛苦又幸福的事。作为高龄产妇，怀上熊猫很不容易，扎针、节食、生产、挤奶的辛苦与疼痛，都不是一字一句可以清楚说明的，但每每看到飞飞翔翔的笑脸，觉得一切都那么值得，我觉得我很幸运，也很满足！

作为新手妈妈，在孕育过程中，总会遇到各种问题，还好我身边有许多妈妈学姐们，她们会经常和我分享妈妈经，给我带来很大帮助。如婴儿用品的挑选方法、帮宝宝洗澡的诀窍、喂哺母乳的秘诀、冲奶量的食谱……谢谢妈妈学姐们在“新妈大作战”中担任我的王牌军师。太爱你们了！新手妈妈真的太需要有专业靠谱的指导了！

育儿网出品的这本《橙品清单：聪明妈妈消费指南》上有各种各样妈妈们需要知道的常识和资讯，非常多元丰富，可以当新手妈妈们的好帮手，还有孕期妈妈在准备中需要知道的所有事项，是一个非常非常实用的工具书，诚心推荐。

著名歌手、育儿网代言人 范玮琪

Fan Fan

推荐序（三）

当您升级为一个妈妈，面对粉嘟嘟的小宝宝，一定爱心满溢。关注孩子的养育，为孩子选择最心仪、最放心的用品是每个妈妈的心愿。父母总是希望把最好的带给孩子，但面对大大小小的实体店、孕婴用品店、线上网店，以及琳琅满目的商品广告，花样翻新的推介宣传，往往无从下手，深感迷茫。幸好，你不是唯一需要应付这种状况的父母。幸好，有橙品清单给了你最好的答案。

2015年由育儿网领衔出品的《橙品清单：聪明妈妈消费指南》给妈妈们带来了购买宝贝用品最可靠、最实用的指南，备受妈妈们的推崇。为了给在育儿路上摸索打拼的妈妈们更好、更新的信息，2016年橙品清单再度面世。这是众多孕婴用品质量的比拼，还是一次无电商参与、无水军搅局、无政务干预，来源于万千妈妈们的真实评选，更是一本妈妈们轻松购物的理性指南。

这本消费指南不但为你的购物省却了许多精力和时间，而且有权威专家坐镇，给予妈妈们科学的育儿指导和贴心详细的宝宝用品选购细则。

母婴用品哪里淘，橙品清单帮你挑！

著名育儿专家、儿科教授
新浪微博十大影响力金牌专家　王玉玮

目录

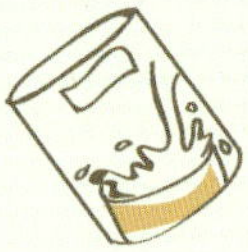

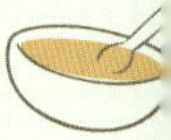

PART 1

宝宝用品必备清单

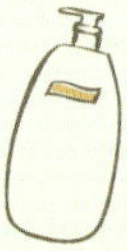

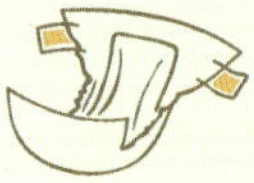

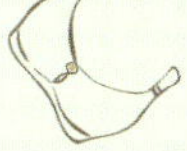

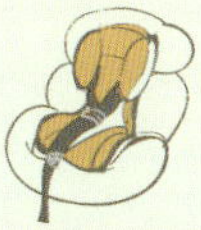

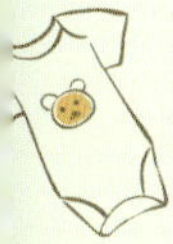

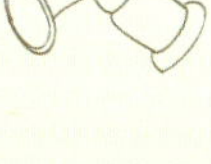

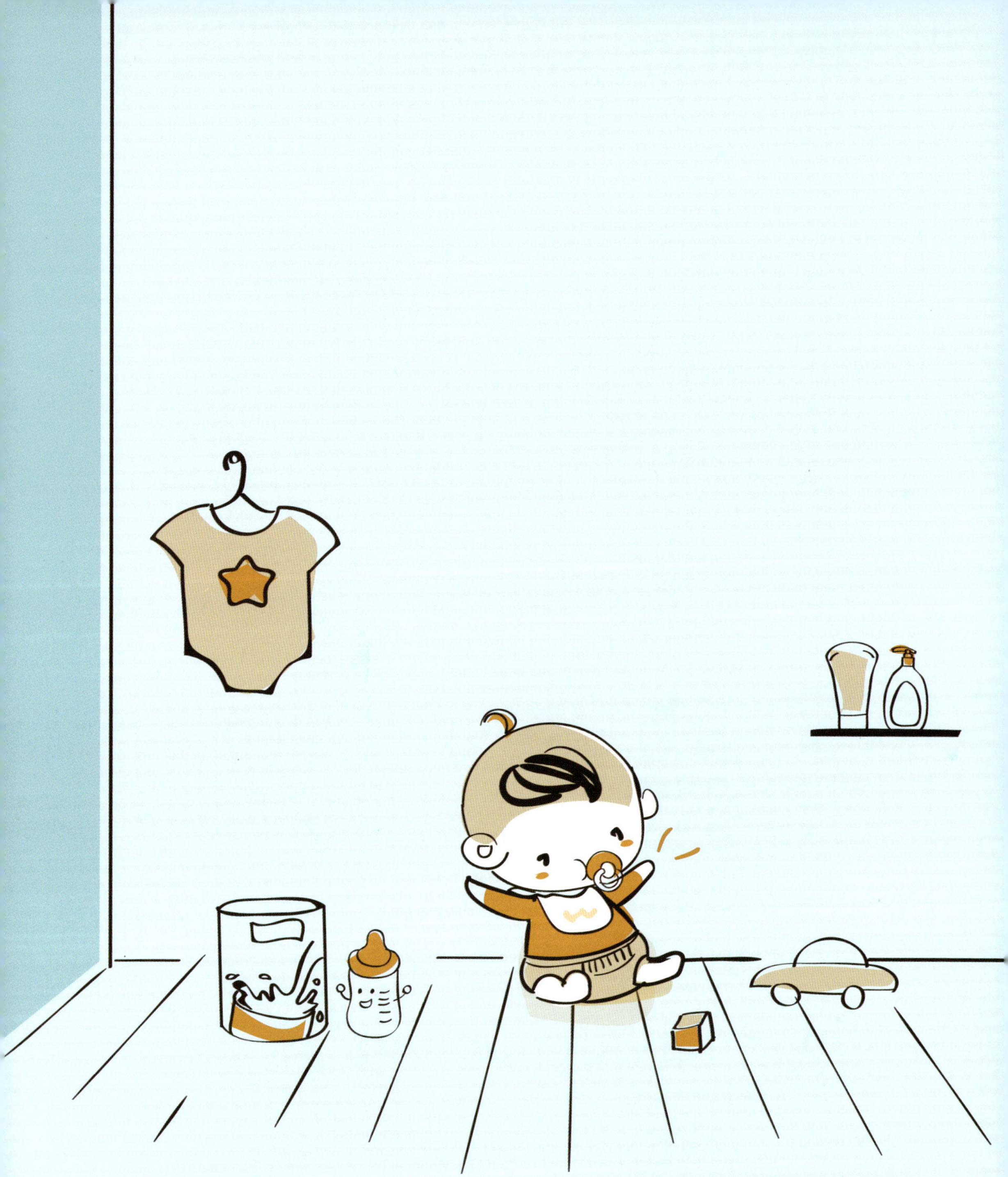

宝宝用品必备清单

宝宝的用品种类繁多，吃穿用行笔笔皆是花销。初为父母，往往在挑选宝宝用品时手足无措。琳琅满目的商品，到底怎么挑选？是不是越贵的产品质量越好？是不是国外的产品都比国内的好用？选购问题太多，别急，下面的内容为你一一解答。

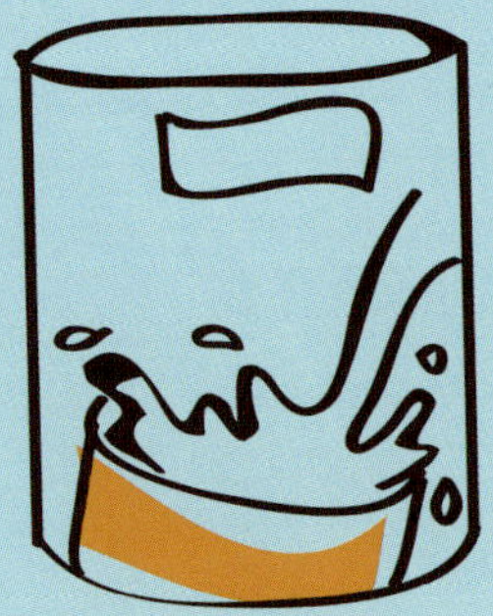

婴幼儿奶粉

婴幼儿配方奶粉是一种营养成分接近母乳的奶产品，又称为“母乳化奶粉”。它根据不同时期宝宝生长发育所需的营养特点而设计，已成为宝宝不可或缺的“口粮”，更是妈妈们关注的重点。只有科学地选择奶粉，才能更好地喂养宝宝。

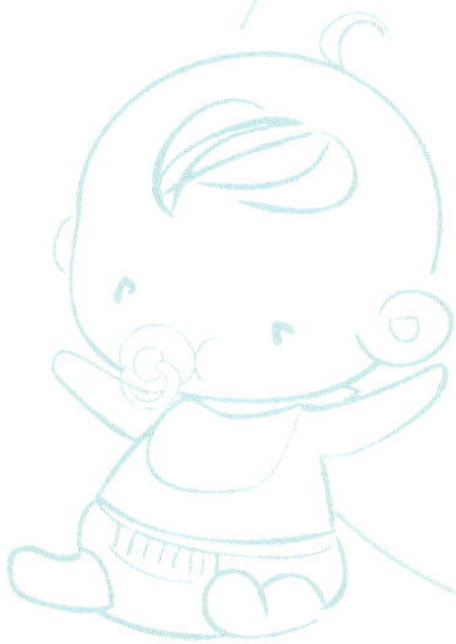

婴幼儿奶粉的分类

按适用对象分

婴幼儿配方奶粉按照它的适用对象主要分为以下三种:

普通配方奶粉

以牛奶或羊奶为原料制作的，适合一般宝宝食用。

特殊配方奶粉

由于生理情况的特殊性，有的宝宝需要食用经过特别加工处理的配方奶粉。此类配方奶粉需经儿科医生、营养师指导和建议后，才可食用。

早产儿配方奶粉

适合早产宝宝食用的配方奶粉。

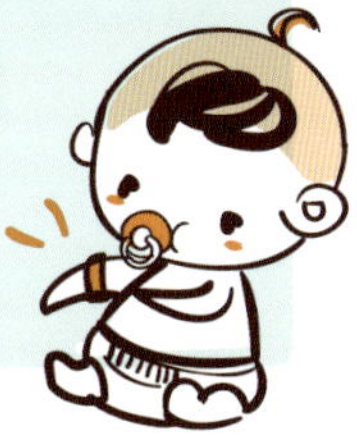

按年龄段分

不同年龄段的婴幼儿应选择不同段的奶粉，这样才可满足宝宝各发育阶段的营养需求。目前市场上常规的分段法是:

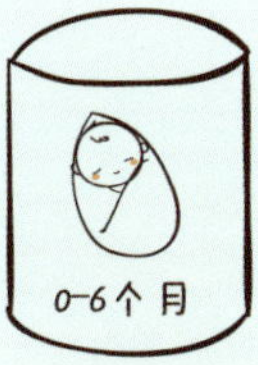

一段奶粉

0~6个月的婴儿

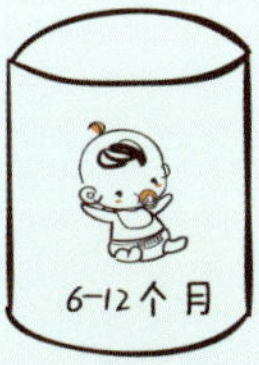

二段奶粉

6~12个月的较大婴儿

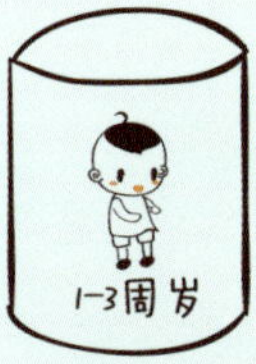

三段奶粉

1~3周岁的幼儿

不过各个品牌的奶粉分段也会稍微有些差异，家长在选购奶粉时，一定要看清楚奶粉罐上的段数标注。

婴幼儿奶粉的选购技巧

面对市场上琳琅满目的婴幼儿奶粉，要想挑选优质的，就需注意以下几点小技巧：

看包装 观察奶粉包装是否完整，需观察的标识有商标、生产厂名、生产日期、批号、保质期等。

观颜色 优质奶粉应色泽均匀，呈天然的乳黄色或乳白色。

凭手感听声音 袋装奶粉可以用手揉捏，质地好的手感较为松软，且有轻微的沙沙声。罐装奶粉可将罐子倒置，轻微摇晃，质量好的奶粉，罐底无黏着。

水冲调 奶粉用温开水冲调后放置五分钟，观察是否有沉淀，无则正常。

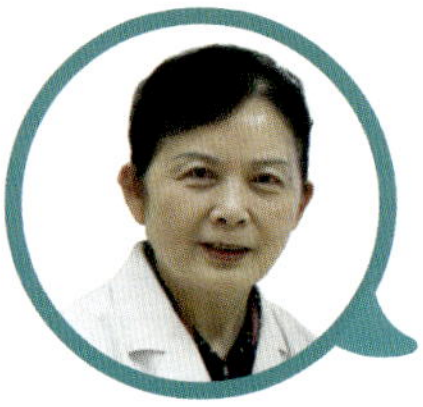

医生的叮咛：奶粉保质也要保鲜

王玉玮 山东大学齐鲁医院儿科教授

很多妈妈把注意力都放在了挑一款优质的奶粉上，却容易忽略了奶粉的保存问题。奶粉的保存主要分三步：开封前、开封后、冲调后。

开封前 未开封的奶粉，只要放置于室温、避光、干燥、阴凉处即可，切勿放于冰箱内。

开封后 奶粉开封后也应放在室温、避光、干燥、阴凉处，并于一个月内吃完。袋装、盒装奶粉开封后要扎紧袋口或放于洁净的奶粉罐内，罐装奶粉务必要盖紧盖子。

冲调后　冲调好的奶粉最好立即喝完，如不能喝完，常温存放不能超过两小时；冷藏不能超过24小时；不要长时间放置温奶器里保存；吃过了的剩余奶液，应丢弃，不能再吃。

妈妈经验谈

皇家豆豆：冲泡奶粉时，一定要先放水再放奶粉。我一般会先备个冷水壶，每天早上倒入烧开的热水，冷却成凉白开。冲奶的时候再将热水和凉白开一起兑到40℃左右。不知道水温的话，可以把水滴在手腕内侧来测水温，这个部位对温度比较敏感。

林果果：倒完奶粉后，左右轻轻摇晃奶瓶，就可以使奶粉溶解。妈妈摇晃时不要太用力，否则奶液容易出现泡沫。也不要上下摇晃，否则奶粉容易堵住奶嘴孔。

诗瑜妈咪：如果奶粉冲好后宝宝没及时喝，冷掉了，不要煮，这样会影响奶粉的营养结构，我一般会把奶瓶放在热水中烫一烫。

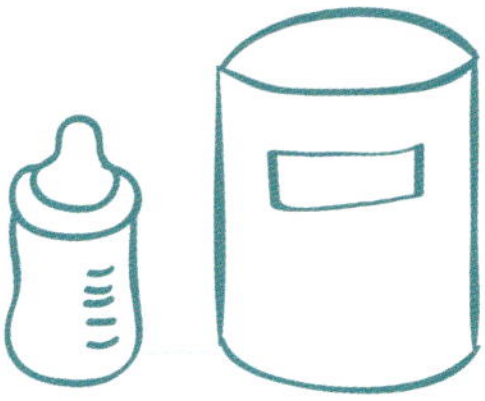

单品类 TOP10

最受妈妈欢迎的 婴幼儿奶粉

Wyeth/惠氏S-26金装幼儿乐配方奶粉

TOP1

Wyeth/惠氏

参考价 198元/3段 规格 900g

百年品牌 促进大脑发育 口感不错

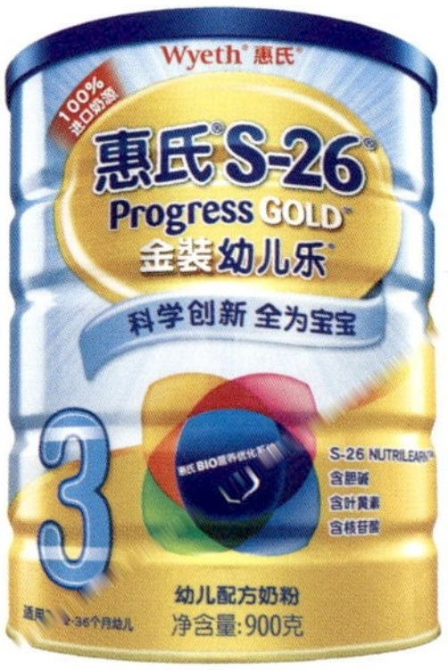

10313位 妈妈推荐

兜兜妈咪 宝宝2岁
味道接近母乳，宝宝喝了不上火，不便秘，便便也很松软，我家宝宝一直在喝。

晨馨宝宝 宝宝2岁7个月
大品牌，品质有保障，大宝吃了很少生病，身体壮壮的，感觉不错，值得推荐。

进口奶源，粉质细腻，营养全面，口感好，宝宝爱喝。

艺萌宝贝
宝宝1岁半

Friso/美素佳儿金装幼儿配方奶粉

TOP2

9429位 妈妈推荐

大宝小宝　宝宝3岁

我是美素佳儿的忠实粉丝，家里俩宝都是喝的它，不仅味道好而且喝了不上火不便秘。

张粒粒　宝宝2岁4个月

荷兰自家牧场奶源，营养配比科学，接近母乳，味道不是很甜，宝宝喜欢喝。

荷兰原装进口，接近母乳，宝宝喝了不便秘。

六月雪
宝宝2岁1个月

Friso/美素佳儿

参考价 208元/3段　规格 900g

荷兰奶源　营养丰富　不上火

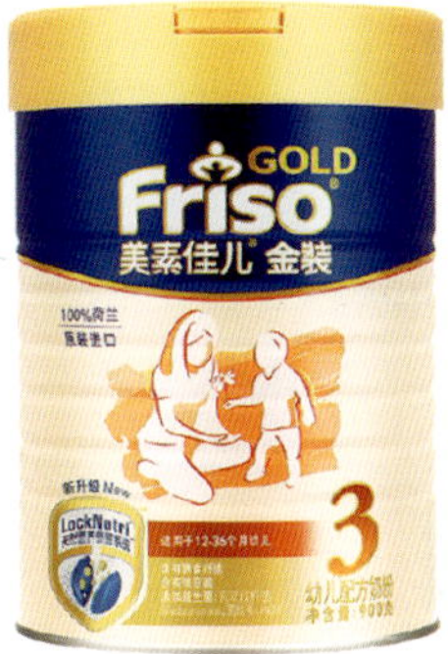

Nutrilon/诺优能婴幼儿配方奶粉

TOP3

Nutrilon/诺优能

参考价 188元/3段　规格 800g

荷兰进口　口味清淡　易冲泡

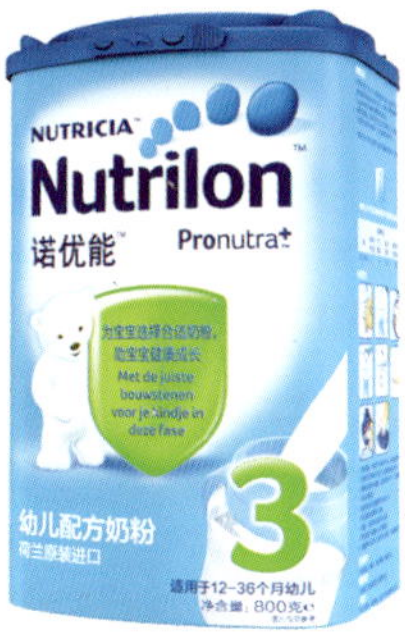

8902位 妈妈推荐

田甜麻麻　宝宝2岁13天

荷兰原装奶粉，奶源可靠，营养丰富，宝宝爱喝，价格也比较亲民，值得推荐。

huhuiBB　宝宝3岁

诺优能，一直都比较信赖，宝宝一直在喝，口味清淡，吸收好，现在宝宝身体很壮。

100%荷兰原装，奶源可靠，粉质细腻，易溶解，不上火。

轩宝妈咪
宝宝2岁4个月

Aptamil/爱他美婴幼儿配方奶粉

TOP4

Aptamil/爱他美 参考价 250元/3段 规格 800g

德国原装进口 营养丰富 口味好

8248位
妈妈推荐

小安安 宝宝2岁半 爱他美奶粉，品质好，接近母乳的配方，可调节宝宝肠道健康，增强抵抗力，宝宝很少生病。

张琳 宝宝3岁1个月 粉质细腻，营养丰富，易冲泡，口味清淡，宝宝喝了不上火。

德国进口，营养价值高，宝宝喝了不上火，身体棒。

微凉
宝宝1岁4个月

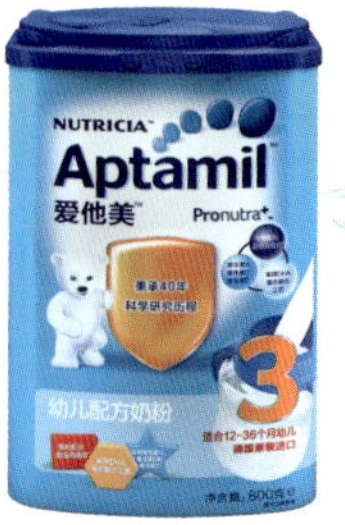

illuma/惠氏启赋婴幼儿配方奶粉

TOP5

illuma/启赋 参考价 368元/3段 规格 900g

爱尔兰进口 亲和人体配方 好吸收

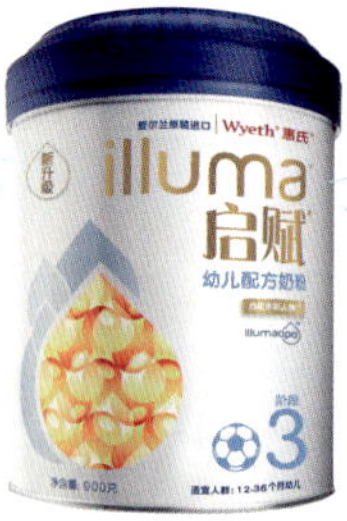

爱尔兰原装进口，营养丰富，口味好，吸收好。

贞妮妈妈
宝宝2岁6个月

7396位
妈妈推荐

卢仔仔 宝宝2岁1个月 启赋奶粉营养好，容易冲泡，口感清淡，很接近母乳，宝宝喜欢喝。

思思宝贝 宝宝3岁 启赋是很多中国宝宝的选择，我家宝宝也是喝这款，很不错，吸收好，体质好。

kabrita/佳贝艾特金装幼儿配方羊奶粉

TOP6

kabrita/佳贝艾特 参考价 428元/3段 规格 800g

荷兰原罐进口 纯羊乳蛋白配方 不过敏

6279位
妈妈推荐

小甜甜 宝宝1岁7个月 佳贝艾特羊奶粉，营养丰富全面，不易上火，过敏性低，奶味比较清淡，宝宝生长发育得好。

多诺 宝宝1岁半 宝宝对牛奶过敏，选择了佳贝艾特羊奶粉，喝得特别好，宝宝不再过敏了，消化也挺好的。

100%纯羊乳蛋白配方，不易引起过敏，也不上火不便秘，宝宝喝了更好吸收。

美好时光
宝宝2岁8个月

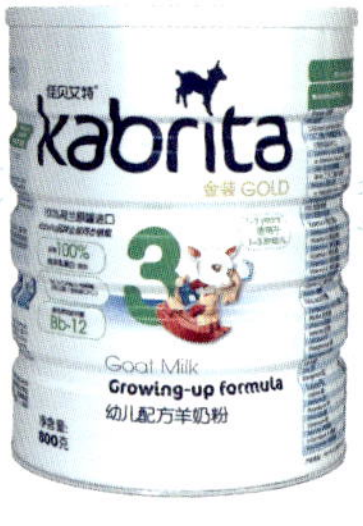

TOP7 Mead Johnson/美赞臣A+荷兰版安儿宝幼儿配方奶粉

Mead Johnson/美赞臣　参考价 247.5元/3段　规格 850g

百年品牌　100%原装原罐　促进脑部发育

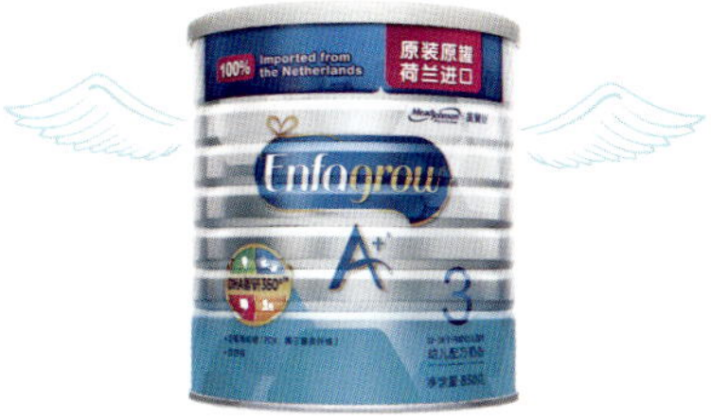

4810位 妈妈推荐

小壮辣妈　宝宝3岁　　美赞臣是老牌子了，两个孩子都喝，奶味香纯，口感好，奶粉也很好冲调，宝宝都是一口气喝完。

TOP8 伊利金领冠较大婴儿配方奶粉

伊利　参考价 142元/2段　规格 900g

中国母乳研究　营养丰富　不上火

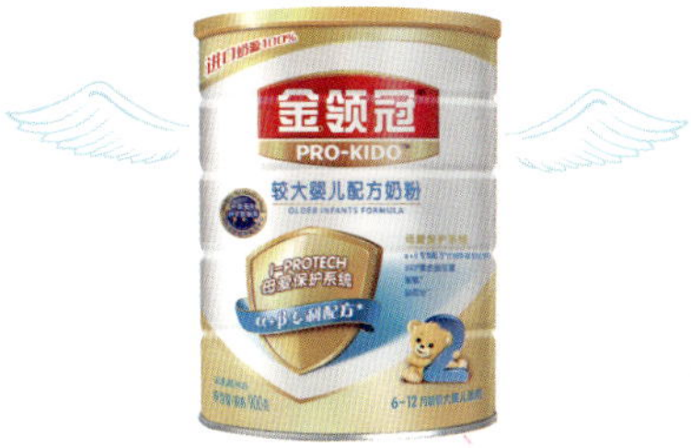

4365位 妈妈推荐

紫薇花　宝宝2岁4个月　　伊利金领冠奶粉是专门针对中国宝宝的，粉质细腻，营养丰富，宝宝喝了它身体变强壮了。

TOP9 Abbott/雅培亲体™系列

Abbott/雅培　参考价 196元/3段　规格 900g

亲和体质　易冲泡　吸收好

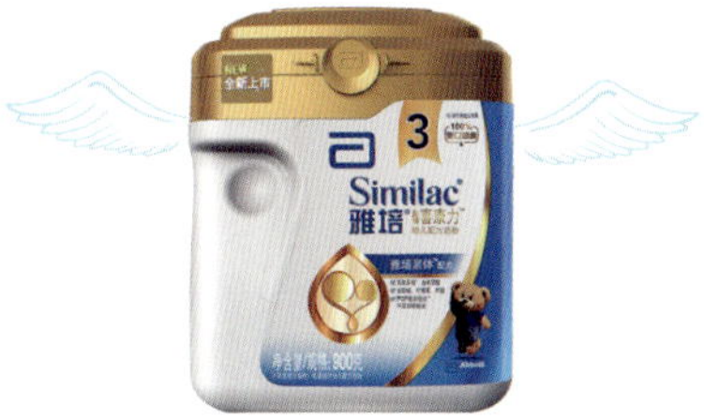

3867位 妈妈推荐

悦动琉璃　宝宝2岁半　　宝宝一直都在喝这款奶粉，口感纯正，冲调起来溶解快，宝宝喝了，体质好，生病也少了。

TOP10 Ausnutria/澳优能力多氨基酸优化配方奶粉

Ausnutria/澳优　参考价 398元/3段　规格800g

荷兰进口　营养丰富　纯正奶香

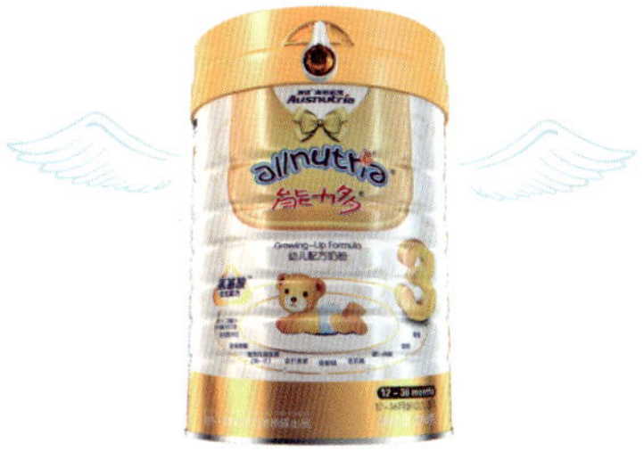

3178位 妈妈推荐

倩倩妈　宝宝1岁4个月　　澳优能力多奶粉，口味清淡更加接近母乳，好消化易吸收，宝宝便便一直很正常。

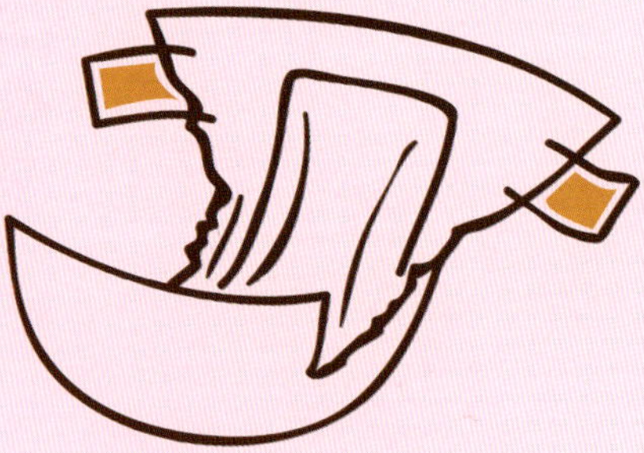

纸尿裤

宝宝出生后至1~2岁，基本上离不开纸尿裤，纸尿裤不仅是妈妈的得力助手，更可以保护宝贝小屁屁的健康。市场上纸尿裤种类繁多，质量良莠不齐，什么样的纸尿裤才是好用的呢？

纸尿裤分类

按形状分

一字型纸尿裤

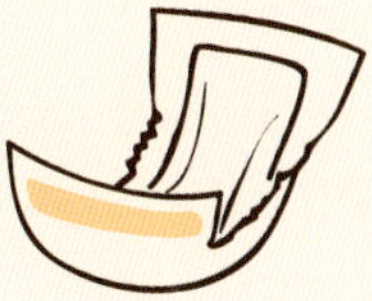

适用于大小便量较少并且运动量小的新生儿。一字型纸尿裤要夹在纸尿裤腰带或者尿布兜上使用。

腰贴型纸尿裤

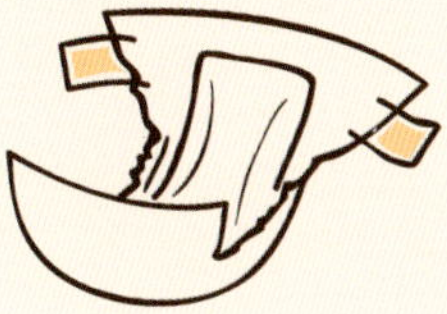

两边有搭带或腰贴，设计得比较立体，可以将宝宝的屁股包起来。市场上的纸尿裤大部分都是腰贴型。

裤型尿裤

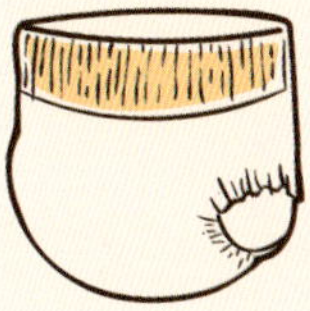

两边有松紧腰贴，穿和脱都很方便。主要在训练宝宝自己上厕所时使用。

按尺寸分

纸尿裤的大小主要根据宝宝体重来分：

NB（初生号）	S（小号）	M（中号）	L（大号）	XL（加大号）
适用于 0~5kg的宝宝	适用于 5~8kg的宝宝	适用于 7~11kg的宝宝	适用于 10~14kg的宝宝	适用于 13kg以上的宝宝

在购买前需按照包装上的尺寸说明购买，不要一次性购买过多的纸尿裤，宝宝生长很快，尺寸需根据宝宝身型和体重来更换。

纸尿裤选购要点

1 选品牌 重渠道

纸尿裤直接接触宝宝的皮肤，应挑选正规厂家和品牌的产品，材质和生产卫生环境比较有保障。尽量在大商场或超市购买，其进货渠道安全，能让家长更放心。

2 看包装 观标识

观察纸尿裤包装是否完整，纸尿裤的销售包装上应标明：产品名称、采用标准号、执行卫生标准号、生产许可证号、商标；生产企业名称、地址；产品品种、内装数量、产品等级；产品的生产日期批号。

3 先试用 选品质

要想挑选到最适合宝贝的优质纸尿裤，妈妈们可以先少量购买给宝贝试用，然后根据以下纸尿裤"好用"参考标准来检查所买纸尿裤的效果，最终再决定购买的品牌及产品。

纸尿裤“好用”的参考标准

合身舒适

为宝宝挑选合身舒适的纸尿裤非常重要，大小合适、有弹性、材质柔软舒适的纸尿裤能够很好地配合宝宝活动，不易侧漏，避免产生红印和摩擦。

吸收好

吸收好的纸尿裤，可以减少更换频率，不会打扰睡眠中的宝宝。而且可以快速吸收尿液，减少尿液与皮肤的接触时间，自然就可减少宝宝患尿布疹的机会。

干爽不回渗

挑选干爽不回渗的纸尿裤，可以让睡眠中的宝宝不被潮湿的尿布弄得无法安睡，也可减少感染尿布疹的机会。

轻薄透气

并不是越厚的纸尿裤就越好，不少轻薄的纸尿裤也能做到吸收力强且透气性佳。特别是夏季，最好选择轻薄透气的纸尿裤，让宝贝屁屁自由呼吸。

粘贴性好 纸尿裤的腰贴需能反复粘贴，所以一定要挑选易摘、易贴且粘贴性好的纸尿裤。

有防漏功能 有些纸尿裤收口两边有褶皱，它的作用就是防止尿便漏出。给宝宝穿腰贴型纸尿裤时务必要把褶皱的部分翻到外面来才会起到防漏作用。

不同月龄的宝宝对纸尿裤需求也有各自的侧重点：

- **小婴儿（0～5个月）**：注重舒适度和柔软度，建议选择轻薄透气、有添加天然护肤层的纸尿裤。
- **学爬期（6～12个月）**：注重合身贴体，建议选择有腰贴、有加强防漏设计的纸尿裤。
- **学步期（13个月以后）**：注重设计和剪裁，建议选择宽松贴合宝宝体型的纸尿裤。

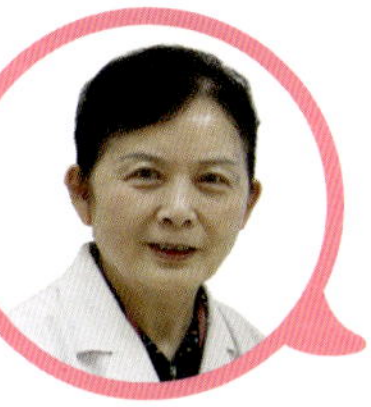

医生的叮咛：纸尿裤使用注意事项

王玉玮 山东大学齐鲁医院儿科教授

1. 纸尿裤要勤换

为了更好地保护宝贝娇嫩的肌肤，纸尿裤应勤于更换。据研究表明，各个年龄段宝宝纸尿裤的更换周期是不同的，应正确调整。

刚出生的婴儿，膀胱发育还不成熟，因此更换要勤一些，一天之内更换差不多10次左右，特别是在哺乳前后、孩子排便后、晚上睡眠前务必更换。

婴幼儿时期，可减少更换的次数，白天大约3个小时换一次，更大一点时，可每4~6个小时换一次。夜间则1~2次适宜，以不影响宝宝睡觉为准。

2. 做好臀部护理

每次更换纸尿裤时应先清洁宝贝的小屁屁，有助于减少皮肤刺激。擦干净后可再涂一层护臀膏，可以保护宝贝的臀部。

3. 有过敏现象应立即停止使用

如果宝宝使用纸尿裤，臀部皮肤出现发红现象，应立即停止使用。可考虑更换其他品牌的纸尿裤，或使用最传统的尿布来过渡。

妈妈经验谈

紫桐妈妈

纸尿裤的型号非常重要，太紧宝宝不舒服，太大会漏尿。确认纸尿裤是否合适，我通常在宝宝熟睡放松的状态下，试试肚子处能不能塞进一根手指头，如果可以就合适。

小虎崽

想知道小宝贝的纸尿裤有没有满，可以看一看摸一摸纸尿裤，看是不是鼓鼓的、涨涨的。如果它看起来已经很鼓很重的样子，即使没到时间也需要更换了，不然纸尿裤吸满会溢尿。

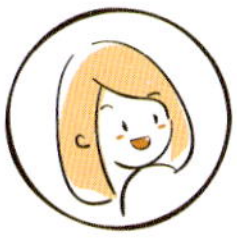

袁诗涵的麻麻

睡前穿纸尿裤时，我会看宝宝的睡姿：如果宝宝趴着睡，前腰贴要提高点；躺着睡的话，后腰贴提高点；侧着睡，防侧的漏边要拉紧。穿好以后检查检查，腰贴一定要牢牢粘住纸尿裤，防漏的侧边一定要展开，整理好。

单品类TOP10

最受妈妈欢迎的纸尿裤

Huggies/好奇铂金装倍柔亲肤纸尿裤

TOP1

Huggies/好奇

参考价 135元/L号　规格 58片

倍柔亲肤　强劲透气　海量吸收

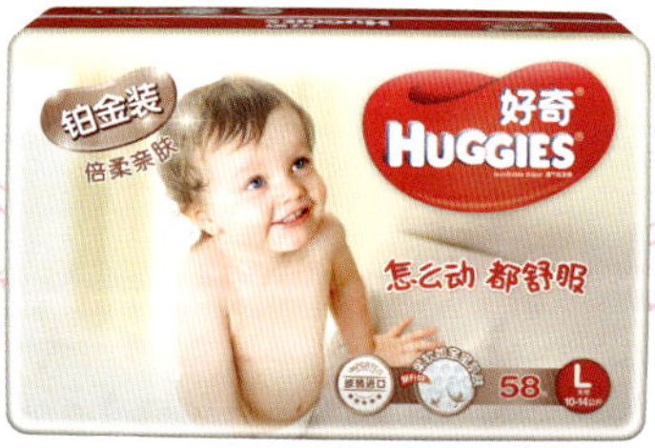

14517位 妈妈推荐

木糖水瓶　宝宝1岁3个月

好奇铂金装纸尿裤透气性和吸水性都很好，用了不会有红屁屁，柔软舒适，不侧漏，一个晚上用一片就够了。

溪童雯　宝宝2岁

我家两个宝贝都是用的好奇纸尿裤，特别好用，弹力腰围，立体防侧漏，而且舒适柔软，吸水性特别棒。

材质非常柔软，吸收又多又快，宝宝从来没出现过红屁屁。

蜡笔小新
宝宝1岁

Pampers/帮宝适超薄干爽纸尿裤

TOP2

12603位 妈妈推荐

铭萱麻麻　宝宝1岁

一直信赖帮宝适，这款纸尿裤又轻、又薄、又透气，最重要的是宝宝穿着玩耍很开心，晚上睡觉也安心。

琳雅　宝宝1岁半

荷宝宝从出生就用这款，干爽超薄又耐吸，且里层又非常柔软。晚上可以保持屁屁的12小时整晚干爽，宝宝可以安心舒服地睡觉。

轻柔舒适，质薄干爽，吸收速度快，大品牌出品。

爱凡凡
宝宝1岁7个月

Pampers/帮宝适

参考价 222元/L号　规格 164片

超薄干爽　材质柔软　超长瞬吸

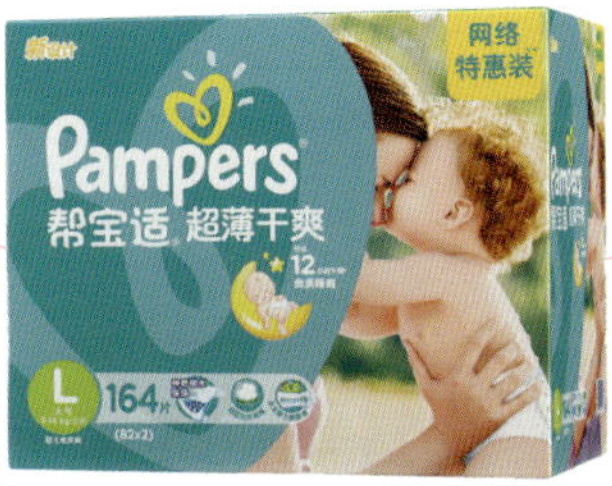

Merries/花王妙而舒纸尿裤

TOP3

Merries/花王妙而舒

参考价 158元/ L号　规格 54片

日本技术　柔点干爽网面　瞬爽透气

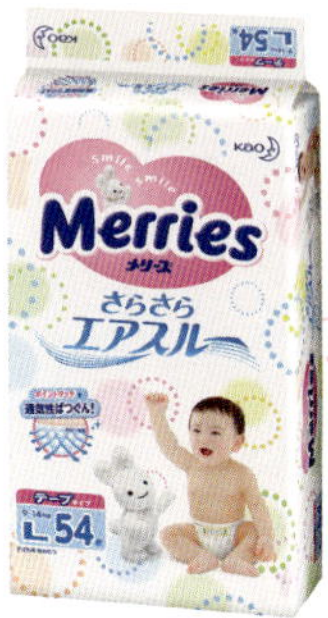

5159位 妈妈推荐

嘟嘟宝贝　宝宝1岁

花王口碑一直不错，宝宝用了没有尿布疹红屁股，小屁股摸起来干干爽爽，嫩嫩滑滑的。

相濡以沫　宝宝1岁3个月

这款纸尿裤真是很好用，吸水性很强不易漏尿，宝宝用了也不会过敏，尿显变色的换尿布提醒很好用。以后二宝也会选择花王纸尿裤。

日本原装进口，材质柔软，非常透气，怎么动都不会漏。

涵涵妈妈
宝宝1岁8个月

MamyPoko/妈咪宝贝潮宝型装小内裤

TOP4

MamyPoko/妈咪宝贝　参考价 39元/ L号　规格 19片

造型时尚　弹力腰围　穿脱方便

专为学步宝宝设计，男女分开，造型时尚，穿脱方便。

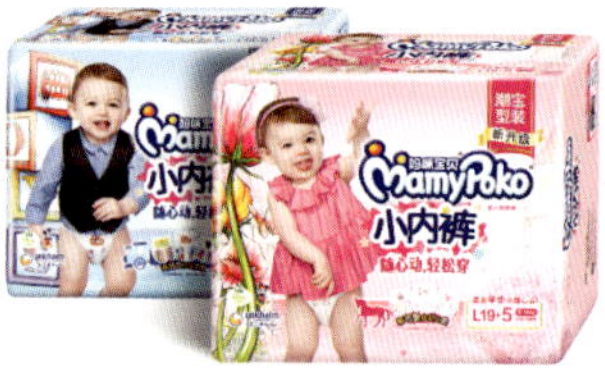

4391位
妈妈推荐

小米粒　宝宝1岁　　妈咪宝贝价格实惠，款式新颖，材质摸上去非常柔软舒适，剪裁也很贴合宝宝身体，身边的宝妈都用这个。

小胖孩　宝宝1岁6个月　　两个宝宝都用的妈咪宝贝小内裤，最满意的就是它有分男女的设计，男宝尿湿后尿液会均匀分散到裤裤后面，不会集中在前面导致外渗。

悦悦妈妈
宝宝2岁

moony婴儿纸尿裤

TOP5

moony　参考价 109元/L号　规格 54片

日本原装进口　温和亲肤　大量吸收

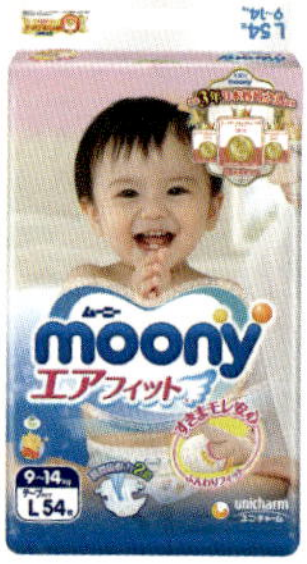

柔软舒适，拥有超强吸水能力，宝宝屁屁时刻保持干爽。

甜馨儿
宝宝1岁2个月

2588位
妈妈推荐

绮翠舒菡　宝宝1岁　　一直信赖moony纸尿裤，柔软舒适，不起坨，更适合宝宝的柔嫩肌肤，而且性价比超高，是妈妈们不错的选择。

易茜　宝宝1岁9个月　　moony纸尿裤透气性好，宝宝穿了从没有过红屁股，而且弹力腰围不会太紧或太松，好用！

GOO.N/大王天使系列环贴式纸尿裤

TOP6

GOO.N/大王　参考价 188元/包　规格 62片

蕴含维他命E　柔软舒适　干爽透气

2139位
妈妈推荐

呱呱小铭　宝宝1岁　　超级柔软，捏上去的手感就像包装上的云朵一样，我一直给宝宝用这款，宝宝怎么动都不怕。

浮生若梦　宝宝5个月　　这是我买过最好的纸尿裤了，柔软度特别好，透气性更是没的说，最厉害的是表面有层VE保护层，不用担心宝宝红屁股。

轻柔透气，蕴含维他命E，呵护宝宝娇嫩皮肤。

睿宝儿
宝宝11个月

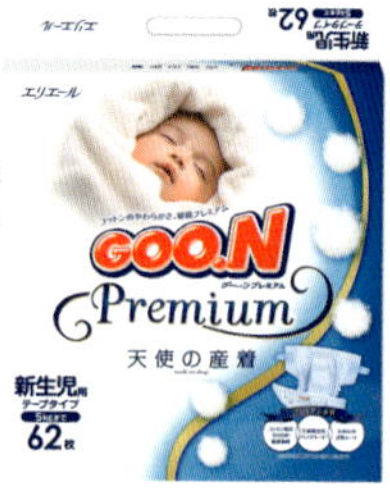

TOP7 Anerle/安儿乐超能吸纸尿裤

Anerle/安儿乐　参考价 119元/ L号　规格 108片

柔软面层　超能吸收力　透气舒适

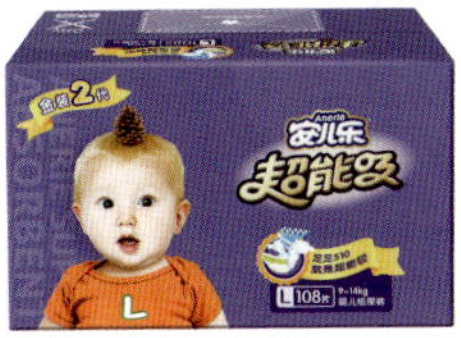

2106位 妈妈推荐

湘粤宝　宝宝1岁半　　柔肤面层，环抱腰围更贴身，拥有超强吸收力，宝宝可以安睡一整夜，价格还很实惠哦。

TOP8 Suitsky/舒比奇高护运动成长裤（金柔）

Suitsky/舒比奇　参考价 78元/M号　规格 28片

棉柔表层　紫草护臀　吸收量大

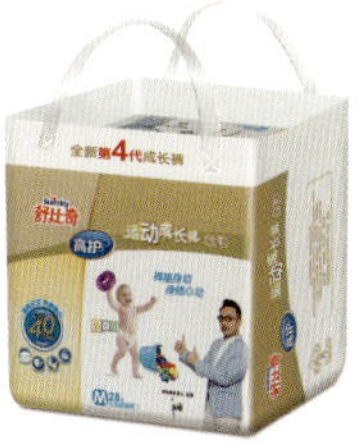

1944位 妈妈推荐

萱草无忧　宝宝1岁4个月　　舒比奇运动成长裤，很柔软，亲肤不勒腰，吸收量大也不侧漏，穿脱方便，宝宝学步时候穿的，怎么动都不会掉。

TOP9 Chiaus/雀氏铂金装柔润金棉纸尿裤

Chiaus/雀氏　参考价119元/L号　规格 58片

丝质柔软　快吸防侧漏　舒适透气

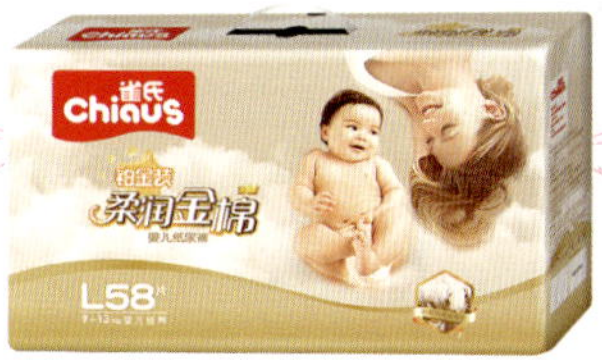

1868位 妈妈推荐

陌上花开　宝宝1岁半　　很好用的一款纸尿裤，吸收快，吸收量大，不容易打团，不下坠，不反渗，穿脱也是很方便。

TOP10 Dress/吉氏超级薄干爽婴儿纸尿裤

Dress/吉氏　参考价 102元/L号　规格 50片

超级薄　干爽透气　不断层不起坨

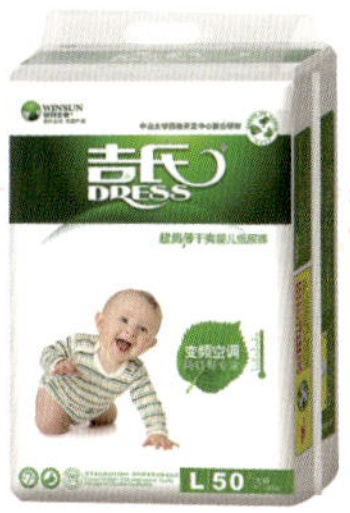

1687位 妈妈推荐

阿信妈咪　宝宝1岁3个月　　这款性价比极高，宝宝一直用，摸着是干爽网面的，透气性好，而且不会有断层，宝宝用了不错。

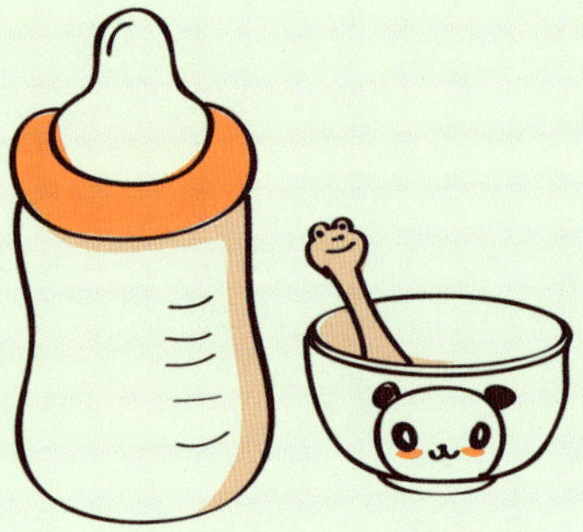

哺喂用品

哺喂用品作为宝宝吃饭喝水的小帮手，帮助妈妈们分担了不少哺乳喂养的工作。随着宝宝年龄的增长，宝宝的哺喂用品不再仅仅是奶瓶，更需要饮水杯、各式餐具来助阵。市面上众多的哺喂用品，大多是根据宝宝不同年龄的需求而设计生产的，妈妈们需学会根据年龄阶段购买。

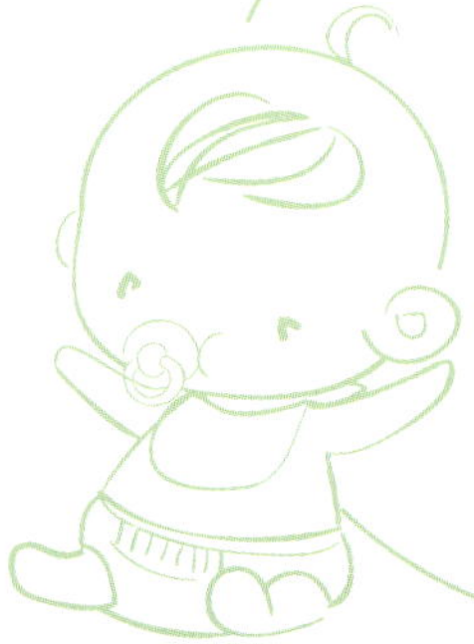

奶瓶奶嘴

奶瓶是宝宝出生前就需要准备的哺喂用品，主要用来帮助没有条件纯母乳喂养的宝宝喝奶与喝水。纯母乳喂养的宝宝对于奶瓶的需求量不大，而对于奶粉喂养的宝宝，奶瓶却至关重要。

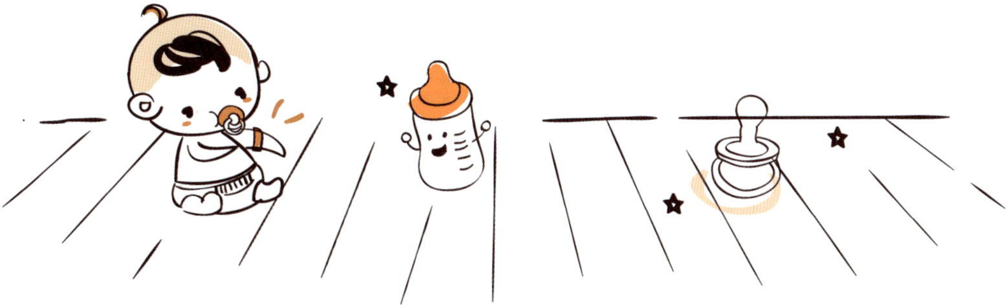

奶瓶分类

按形状分

奶瓶的形状是根据不同阶段宝宝的需求来设计的，常见的有圆形、弧形/环形、带柄奶瓶。

圆形奶瓶

适合0~3个月的宝宝。

圆形奶瓶瓶颈的内侧比较光滑平整，便于奶水的自然流动。一般来说，小号适合母乳喂养时使用，奶粉喂养可选用大号。

环形、弧形奶瓶

适合4个月以上宝宝。

随着宝宝的成长，用小手抓东西的欲望也逐渐增强，弧形、环形奶瓶满足了宝宝的需求，方便宝宝喝奶时进行抓握。

带柄奶瓶

适合1岁以上宝宝。

选用带柄奶瓶不仅可以帮助宝宝握稳瓶身，还方便他们用不同的姿势喝奶。

按材质分

市面上奶瓶的材质，常见的有PPSU、PES、PP、玻璃四种。

材质	安全性	透明度	易清洗度	抗磨损度	性价比
PPSU	材质安全，不含双酚A，无异味	由于奶瓶本身颜色为茶色，所以导致瓶身清晰度较低	内壁光滑，较易清洗	不耐磨	价格普遍较贵，市场价一般在90~200元之间
PES	材质安全，不含双酚A，无异味	由于奶瓶本身颜色为茶色，所以导致瓶身清晰度较低	内壁光滑，较易清洗	不耐磨	价格普遍在40~100元之间，品质较好的一般在百元以上
PP	材质安全，不含双酚A，无异味	透明度一般，瓶身会有朦朦胧胧的雾感	内壁比较光滑，较易清洗	耐磨	市场价格一般在50~150元之间，品质较好的一般在百元以上
玻璃	材质安全，不含双酚A，无异味	透明度较高，瓶身很清晰	内壁光滑，较易清洗	不耐磨	市场价格一般在50~150元之间

按口径分

市面上的奶瓶主要分为标准口径和宽口径奶瓶。标准口径奶瓶比较方便抓握，但添加奶粉时容易撒出来；宽口径奶瓶比较流行，大口径设计更易加奶粉，也易清洗。

按功能分

普通奶瓶：只满足喝奶的需要，无其他功能。

防胀气奶瓶：也称为防吐奶奶瓶，除了满足正常喝奶需要之外，还能起到有效的防止胀气、减少打嗝和吐奶、减少中耳炎发生率的作用。

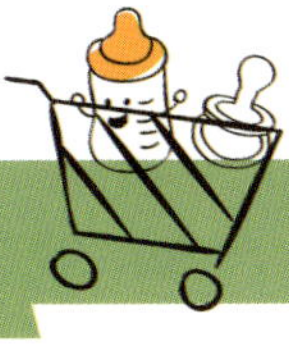

奶瓶奶嘴选购要点

按月龄选择不同容量奶瓶

奶瓶有大有小，妈妈在选购时，要根据宝宝的月龄来选择不同容量的奶瓶。市面上的奶瓶容量通常是从120~330ml不等，大容量的奶瓶可以持续使用，但携带不方便，建议妈妈们应至少购买一大一小两种容量的奶瓶。

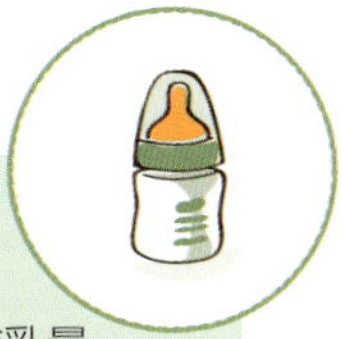

新生儿

120~180ml奶瓶

一般未满1个月宝宝的哺乳量一次约100~120ml。因此1个月的宝宝需至少120ml容量的奶瓶。

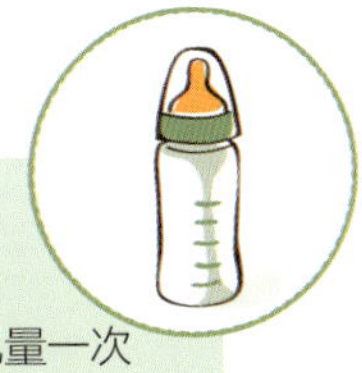

2~4个月宝宝

180~200ml奶瓶

满1个月以上宝宝的哺乳量一次约120~200ml，因此2~4个月宝宝建议选择180~200ml容量的奶瓶。

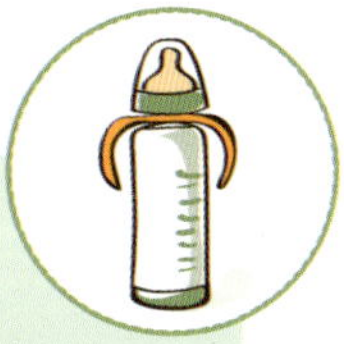

4~12个月宝宝

220~260ml奶瓶

4个月以上宝宝逐渐开始添加辅食，但奶量不能减，建议选择220~260ml容量的奶瓶。

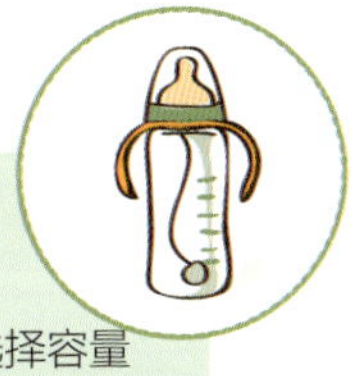

“大胃王”宝宝

260~330ml奶瓶

胃口比较大的宝宝适合选择容量较大的奶瓶。因此像260~330ml这些大号奶瓶，适合胃口大、处于快速成长期的宝宝。

按需挑选奶嘴孔形型号

奶嘴的开孔形式通常分为圆孔、十字孔、Y字孔，不同孔形的奶嘴，作用也不同，应根据宝宝的实际月龄进行挑选。

圆孔奶嘴

适合3个月以下宝宝。圆孔奶嘴，奶水自动流出。让吸吮力小的宝宝容易喝到奶。注意奶嘴要以45度角进入宝宝口中。圆孔奶嘴还分S、M、L三种，由小到大，对应由小到大月龄的宝宝使用。

十字孔奶嘴

适合3~12个月宝宝。十字孔奶嘴依宝宝吸吮力强弱来控制奶水流量，不易呛奶，且可训练宝宝口腔的咬合能力。

Y字孔奶嘴

适合宝宝用于吸食流质辅食。Y字孔奶嘴的奶水流量非常稳定，不过需要用力吸吮。

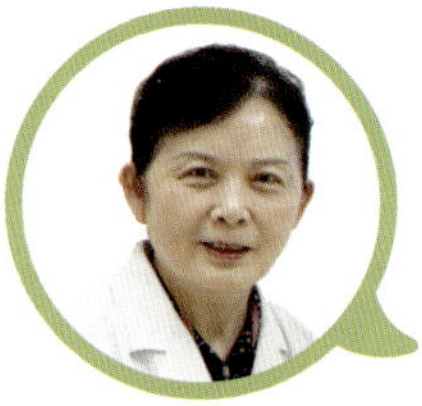

医生的叮咛：奶瓶消毒注意事项

王玉玮 山东大学齐鲁医院儿科教授

较为常规的奶瓶消毒方法是：沸水消毒、微波炉消毒、高温蒸汽消毒。

沸水消毒

将奶瓶的各个部件拆分下来，放在煮沸的开水中煮5分钟即可。之后将奶瓶部件放置在专用架子上或纸巾上晾干，切勿用抹布擦拭，防止二次污染。

微波炉消毒

将奶瓶的各个部件拆分下来，放在专用的微波消毒容器内，并放入热水将其淹没，放入微波炉中。需要注意的是，并不是所有奶瓶都适合放置在微波炉中消毒，在消毒前还需认真阅读使用说明书，了解其在微波炉中消毒需要加热的时长和火候大小。

高温蒸汽消毒

市面上还有专门的奶瓶消毒机，一般都是以高温蒸汽消毒消灭奶瓶中的细菌。

妈妈经验谈

金龟子

我给宝宝喂奶的时候，会注意奶瓶的倾斜角度，尽量让奶水盖过奶嘴，宝宝就不会吸入太多空气打嗝了。如果奶嘴被宝宝吸瘪了，把奶嘴拿出来，等奶嘴恢复原样再喂他。

萌萌麻麻

喂完奶后，我不会马上把宝宝放下，通常会竖着抱起她，让她靠在我肩头，轻轻拍她的后背，直到宝宝打个嗝。这样可以帮助宝宝排出吸入的空气，宝宝就不会吐奶了。

餐具

当宝宝10~12个月时，则可以适当训练宝宝学习自己进食。这时，父母便需要为宝宝选择合适的餐具。

餐具选购要点

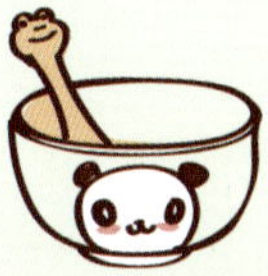

市场上宝宝餐具以PP、PPSU、Tritan等安全无毒塑料材质为主，也有造型可爱的不锈钢餐具。但不锈钢餐具导热性强，父母选择塑料材质的餐具较多。

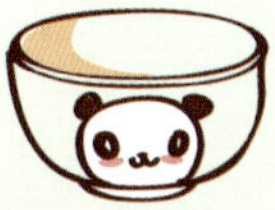

宝宝餐具以选择圆滑无棱角的造型为主，以免进食时磕碰到宝宝。

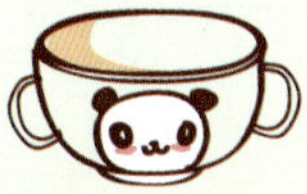

最好选择小碗上有把手的款式，便于宝宝抓握，有吸盘的餐具更可以防止宝宝扔到地上。

学饮杯/水杯

宝宝在6个月左右的时候，就可以慢慢训练他（她）自己学习喝水，脱离其对奶瓶的依赖。这时候，帮助宝宝独立饮水的学饮杯就成了很重要的工具。

学饮杯/水杯选购要点

1

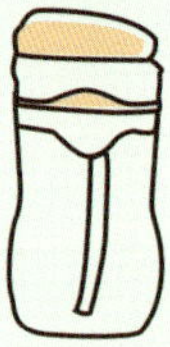

宝宝刚开始学习喝水时，应该选用材质较为轻便且安全的学饮杯。推荐PPSU、PP及PES这三种材质的塑料学饮杯，安全耐高温，是宝宝喝水的好助手。

2

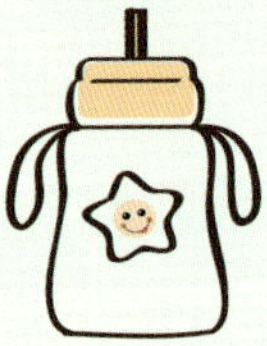

宝宝学习喝水，需要抓握住水杯。对于抓握能力较弱的宝宝来说，最好能够使用带有易抓握手柄的学饮杯，方便宝宝抓握。

3

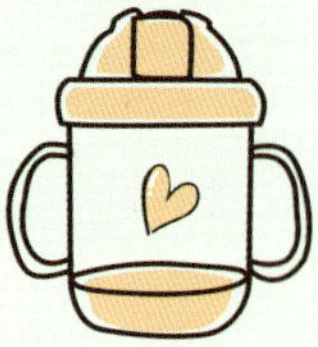

在给宝宝选择学饮杯时，需注意选择密封性好的学饮杯，可以方便外出携带并防止杯子倒立时出现漏水现象。

4 根据需求选择学饮杯的吸嘴。吸嘴一般分为鸭嘴式与吸管式两种。

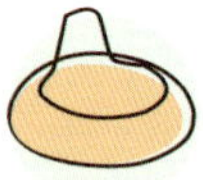

鸭嘴式：开口较小，适合6~12个月刚开始学习独立喝水的宝宝，让他们慢慢从奶嘴过渡到学饮杯，也可以防止宝宝因无法掌握吸力而致水从吸嘴中流出。

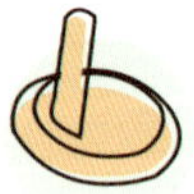

吸管式：开口较大，适合12个月以上的大宝宝使用。当然，随着宝宝月龄增大，可以将硬吸管杯慢慢替换成软吸管杯，让宝宝慢慢适应水杯喝水。

妈妈经验谈

呆萌的今豆

娃娃刚用吸管杯时，他不知道怎么用吸管。后来，我就想到拿个吸管演示给娃娃看，把吸的动作做夸张一些。小孩子的模仿能力很强的，他两次就学会了。

球球小青蛙

有的宝宝会排斥学饮杯，为了让宝宝接受，我刚开始会在学饮杯里倒奶或者果汁，让他愿意去使用学饮杯。等他接受这种饮水方式后，再加多一些白开水。

小琳妈

吸管内部很难清洗到，我会用一个新的大号黑色发卡，把毛线穿进吸管内，在另一头拉出来，来回拉几下，轻松清洗干净吸管内壁，简单又省钱。

单品类 TOP10

最受妈妈欢迎的 哺喂用品

Pigeon/贝亲自然实感宽口径玻璃奶瓶

TOP1

Pigeon/贝亲

参考价 119元　规格 240ml

材质安全　**不易吸瘪**　**防胀气**

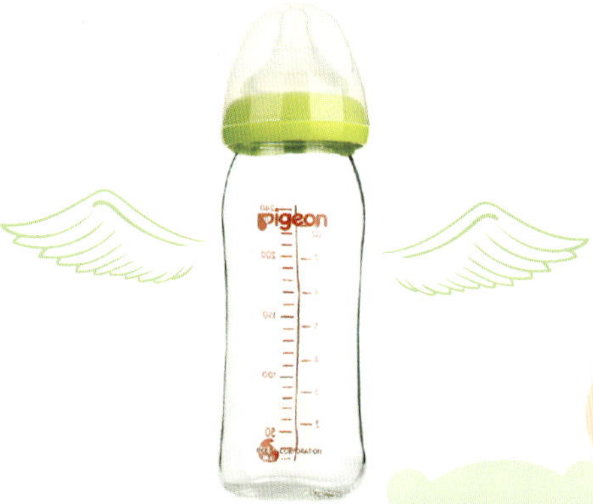

8188位 妈妈推荐

快乐宝贝　宝宝7个月

玻璃的奶瓶用着很放心，大小也比较适中，可以放在暖奶器里用，对于瓶喂的妈妈来说，很实用！

金豆麻麻　宝宝1岁

刻度精准、清晰，宽口径设计冲奶很方便，不会撒出去，冲洗也容易。奶嘴柔软，宝宝易接受，也不胀气。

奶瓶质量很好，又耐摔，奶嘴设计接近乳头，宝宝容易接受。

Tiffany
宝宝1岁3个月

PHILIPS AVENT/飞利浦新安怡自然系列玻璃奶瓶

TOP2

5828位 妈妈推荐

柯维亚公主　宝宝9个月

飞利浦新安怡奶瓶的材质很结实，奶嘴非常柔软，有亲柔型和质柔型两款奶嘴，适合宝宝成长的不同阶段，含在嘴巴里不会刺激宝宝牙龈，非常舒适。

小宇2016　宝宝1岁半

一直在使用飞利浦新安怡的奶瓶，宽口径，方便冲调奶粉。透明的玻璃杯体，刻度清晰。

奶嘴模仿妈妈胸型设计，宝宝适应性强，实用安全的玻璃奶瓶。

婉婷妈咪
宝宝11个月

PHILIPS AVENT/飞利浦新安怡

参考价 159元　规格 240ml

花瓣式奶嘴　设计简约　进口玻璃

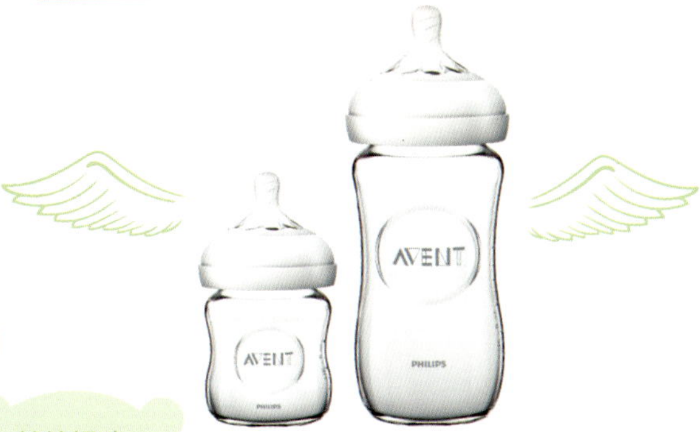

IVORY/爱得利ppsu带柄自动宽口径奶瓶

TOP3

IVORY/爱得利

参考价 100元　规格 240ml

易握把柄　自动吸管　易清洗　耐高温

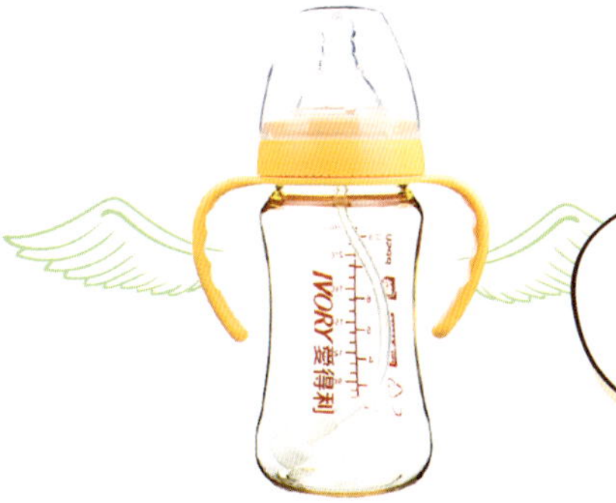

价格适中，携带方便，好用且耐摔。

3619位 妈妈推荐

upagain　宝宝8个月

爱得利奶瓶内有吸管，不用把奶瓶举高宝宝就能轻松喝到，价格也不贵，性价比很高。

延泓妈妈　宝宝1岁

材质很好，没异味，带柄奶瓶，宝宝拿着也方便。螺旋奶嘴能阻挡气泡进入宝宝口中，宝宝喝了不胀气。

小萌萌
宝宝1岁5个月

Richell/利其尔透透杯系列-吸管型

TOP4

Richell/利其尔　参考价 110元　规格 200ml

坚固透明　防漏水　造型时尚

3067位
妈妈推荐

亲宝爹地　宝宝10个月　　水杯是很透亮的材质，不含双酚A，很安全。宝宝喝水很顺畅，从来不会出现呛到的情况。

加菲猫　宝宝8个月　　给宝宝用非常方便，不会漏水，外观也萌萌哒非常漂亮，宝宝学喝水必备。进口大品牌，质量也值得信赖。

卡通图案外貌协会专属，设计便于携带和抓握。

abliner
宝宝1岁半

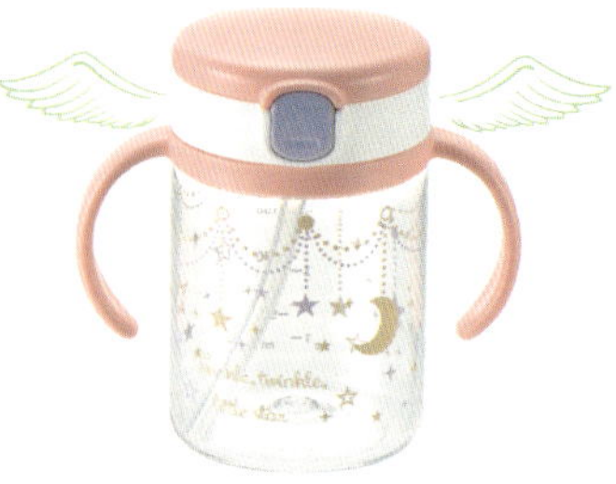

Rikang/日康蕴彩系列学饮杯

TOP5

Rikang/日康　参考价 55元　规格 125ml

防漏防呛　易握手柄　吸吮顺畅

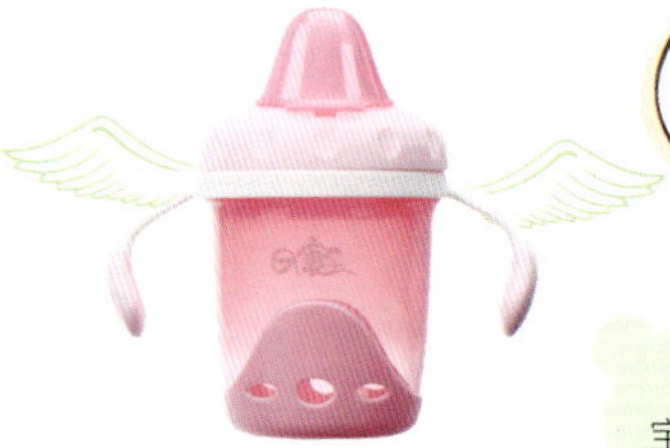

日康材质安全，抓握很容易，最重要的是宝宝喜欢。

甜馨儿
宝宝1岁2个月

3039位
妈妈推荐

杨慧惠　宝宝8个月　　外形好看，颜色很正，奶嘴设计得很不错，宝宝很喜欢。用这个喝水，宝宝喝得比较多。

可琪拉雅　宝宝1岁　　材质很安全，而且都是用婴儿专用的油墨绘制图案，漂亮又放心。

贝贝鸭阶段式智能BB煲A12K

TOP6

贝贝鸭　参考价 288元　规格 1.3L

阶段式设计　微电脑控制面板　双层隔热

2183位
妈妈推荐

洋的妈咪呀　宝宝2岁　　有了它再也不用为宝宝辅食烦恼，只需轻轻一按，方便简单，省时省力，适合不同年龄宝宝。

慧慧BB　宝宝1岁10个月　　这款贝贝鸭的BB煲很适合给宝宝做辅食。宝宝的辅食不能和成人的一样，要分开来煮，这个大小刚好合适。

操作起来超级简单，而且多功能，体积比较小巧，好收纳，大赞！

我的小苹果
宝宝2岁3个月

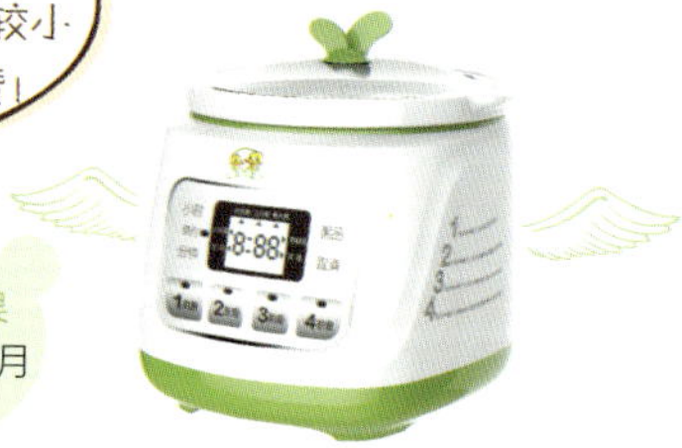

TOP7 NUK耐高温宽口彩色玻璃奶瓶

NUK 参考价 129元 规格 240ml

仿真奶嘴 防胀气系统 德国制造

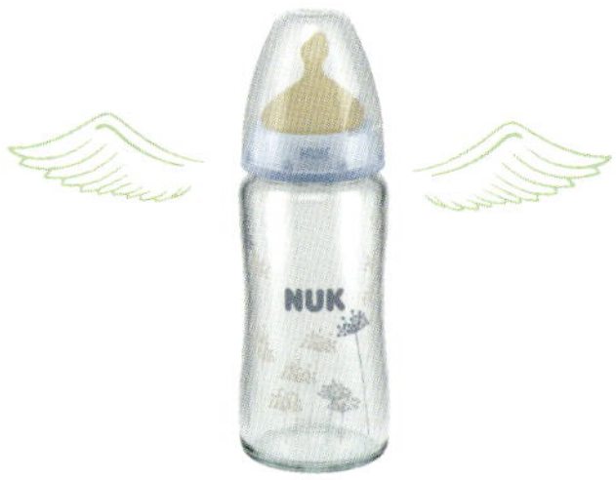

1997位 妈妈推荐

湘粤宝 宝宝1岁半 玻璃材质给宝宝用很放心，宽口的设计冲奶粉时非常方便，奶粉一点也不会洒出来。一直信赖NUK的品质，值得推荐。

TOP8 bobo/乐儿宝PPSU宽口径婴儿奶瓶

bobo/乐儿宝 参考价 168元 规格 300ml

进口ppsu材质 减震手柄 自动吸管

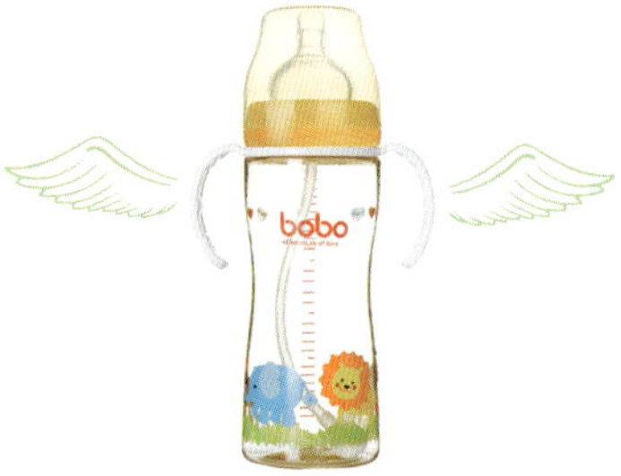

1797位 妈妈推荐

茜茜妈 宝宝2岁 bobo奶瓶材质是ppsu的，能耐超高温和超低温。奶嘴设计很合理，三孔出奶，奶瓶倒过来也不会漏奶。

TOP9 GL/格朗BB煲YY-2

GL/格朗 参考价 89元 规格 1L

三档选择 操作简单 陶瓷内胆

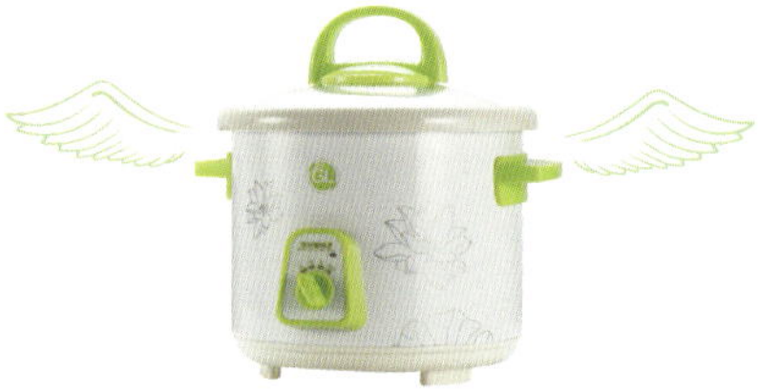

1495位 妈妈推荐

唯一 宝宝2岁2个月 对宝宝饮食有很大帮助，再也不愁怎么给宝宝弄粥喝了，辅食用它炖起来特别香，很好用哦！

TOP10 Dr. Brown's Natural Flow/布朗博士PP宽口婴儿奶瓶

Dr. Brown's Natural Flow/布朗博士 参考价 60元 规格 120ml

宽口径 轻便耐摔 防胀气专利

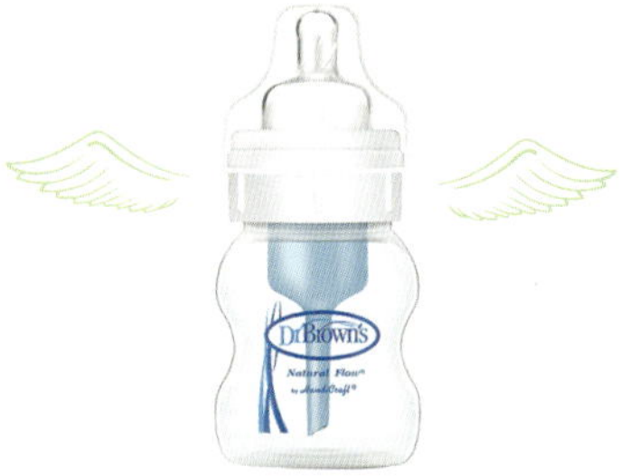

1402位 妈妈推荐

球球的妈咪 宝宝5个月 奶瓶里的排气导管设计很神奇，宝宝一点也不吐奶不呛奶，非常棒，一直在用！

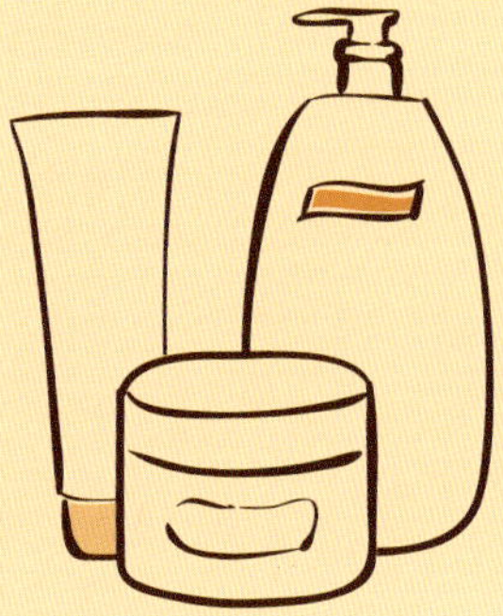

洗护用品

宝宝的肌肤娇嫩、敏感，容易受到外界刺激。因此，对于宝宝的肌肤呵护显得尤为重要。

宝宝的洗护用品分类很多，常用的如：面霜、洗发沐浴露、护臀霜、爽身粉、祛痱粉、湿巾、洗衣皂和洗衣液等。宝宝的洗护产品，成分相对单一，切勿被一些所谓的“高大上”却从未听说过的成分迷惑。

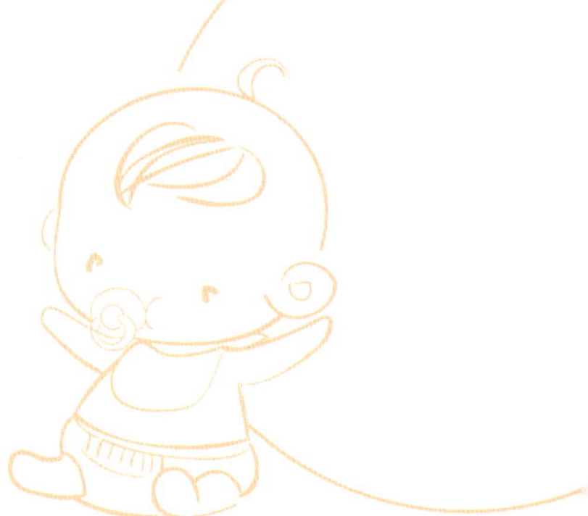

宝宝面霜

宝宝的肌肤十分娇嫩，其分泌的皮脂比成人少，而皮脂又是保护肌肤的重要成分，皮脂的缺乏会让宝宝的肌肤更容易遇到干燥、起皮等一系列困扰。因此，干燥的秋冬季节，给宝宝使用面霜，是十分必要的工作。

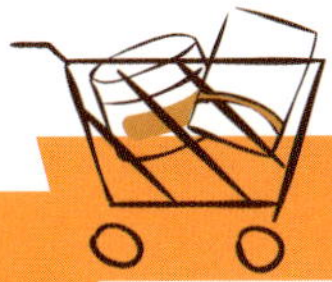

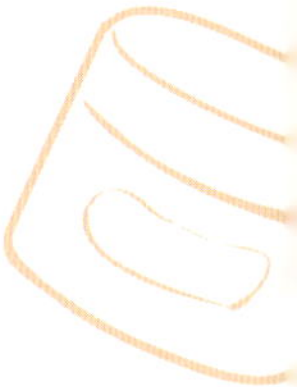

宝宝面霜选购要点

1. 为宝宝挑选面霜，首要考虑的是面霜的滋润性。宝宝面霜质地需要足够水润，而非厚重，易于推开及吸收，无味或是含有淡淡天然香气为最佳。在秋冬季节时，可选用高保湿的宝宝面霜，而在春夏季节，则选择质地较为轻透水润的面霜即可。

2. 选择天然成分的宝宝面霜，宝宝的皮脂层娇嫩，面霜中不应含有过多的化学成分，避免给宝宝皮肤健康带来伤害。

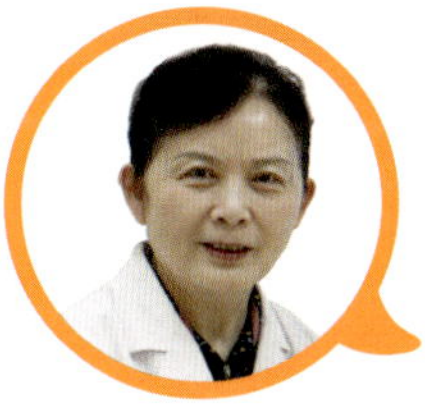

医生的叮咛：宝宝面霜使用注意事项

王玉玮 山东大学齐鲁医院儿科教授

1. 在给宝宝使用面霜前，用温水将宝宝的脸部清洗干净，但是切忌用热水给宝宝洗脸，以免宝宝脸部的水分和皮脂流失，造成脸部干燥脱皮。

2. 宝宝的两颊、鼻子以及额头，是重点保护区域。在为宝宝涂抹面霜时，并非涂得越厚越好，在需要的部位涂抹薄薄一层即可。

宝宝洗发沐浴露

成人的洗发沐浴产品并不适合宝宝，它其中含有过多的清洁成分，且成分偏碱性，这对于皮肤娇嫩的宝宝来说具有一定的损伤性。因此，给宝宝购买洗发沐浴露，一定要选择宝宝专用的产品。

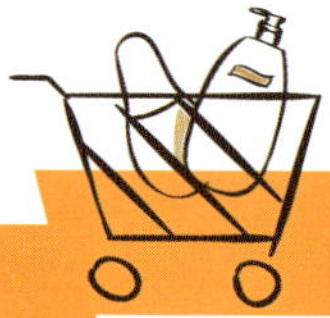

宝宝洗发沐浴露选购要点

宝宝洗发沐浴露的选择，与成人产品有较大区别。

1. 宝宝洗发沐浴露应选择质地较稀的产品。因为宝宝洗发不需要使用具有强大清洁功效的浓稠洗发露，其成分应以水为主，做到更加温和纯正。

2. 选择无色透明、无味或有淡淡清香的洗发沐浴露，杜绝人工合成色素和香精的添加，以减少对宝宝肌肤的伤害。

3. 在为宝宝选购洗发沐浴露时，也需要关注产品的成分是否天然无刺激，尽量拒绝人工化学添加剂。

宝宝洗发沐浴露使用注意事项：

1. 切勿给宝宝过度清洗。宝宝肌肤上的皮脂层能够有效保护宝宝娇嫩的肌肤。因此，过分清洁反而会洗掉保护宝宝肌肤的皮脂层。

2. 低月龄的宝宝洗澡尽量以清水冲洗为主，一周使用1～2次沐浴露即可。等到宝宝月龄稍大，皮肤功能发育相对完善时，则可增加使用沐浴露的频率。

宝宝护臀霜

当宝宝的屁股受到了尿液的浸泡刺激或者是细菌的感染，屁股会呈现出“红彤彤”的状态，甚至破损。事实上，这就是人们常常说的“尿布疹”，而宝宝护臀霜可以将宝宝的皮肤与尿液及大便液隔离开来，从而避免排泄物刺激皮肤。

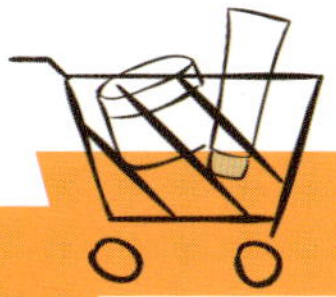

宝宝护臀霜选购要点

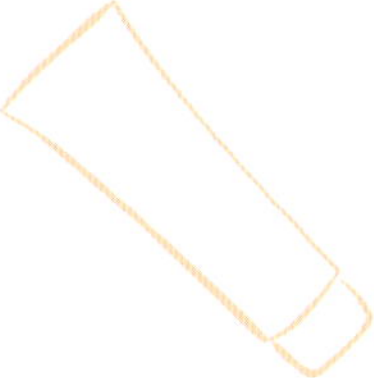

1. 购买前建议先试用。使用试用装，或者去实体店体验产品后再进行购买。

2. 可选质地稍偏油腻的产品，产品中所含的油性成分可以有效隔绝污染物，给宝宝的屁屁形成一层保护层。

3. 选择质地优良的产品。护臀霜在涂抹时，应该易于推开，有一定的滋润效果，能够被肌肤快速吸收，同时没有浓烈刺鼻的气味。

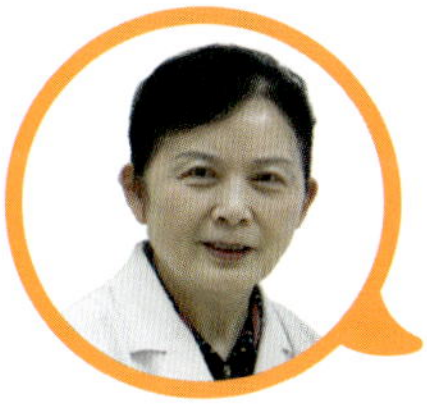

医生的叮咛：宝宝护臀霜使用注意事项

王玉玮 山东大学齐鲁医院儿科教授

1. 在使用宝宝护臀霜的时候，妈妈们需要控制好它的用量，薄薄涂一层即可。如果宝宝原本不是红屁股，一旦过量使用，反而会使宝宝的屁股“呼吸不畅”，无法正常透气，引发红屁股。

2. 倘若宝宝长期出现尿布疹，那么，妈妈们在为宝宝涂抹护臀霜之前，应当先用清洁纱布蘸上清水将宝宝的屁股擦一遍。等到水干后，再将其涂抹在宝宝屁股上。

爽身粉、痱子粉

炎炎夏日，爽身粉和痱子粉是宝宝的常用产品。爽身粉可以在宝宝洗完澡后擦在全身，保持宝宝的皮肤干爽。而痱子粉除了有使宝宝皮肤保持干爽的功效外，还能有效减轻宝宝身上起痱子所造成的不适感，预防更多痱子产生。

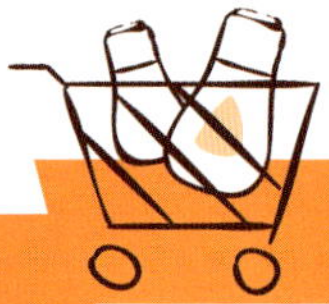

爽身粉、痱子粉选购要点

1. 选择成分天然的爽身粉、痱子粉。现在市面上有以玉米粉或松花粉为主要成分的产品，成分安全；也可选用以优质滑石粉作为原料的产品。

2. 爽身粉、痱子粉的使用频率较低，可以选择小包装的产品，以免大包装打开久后，其中粉质受潮，影响效果，甚至引发过敏。

3. 选择宝宝不易打开的包装设计，避免宝宝直接接触其中的粉末，防止有害成分摄入。

4. 爽身粉和痱子粉看似一样，成分却略有不同。痱子粉比爽身粉多含了一种消毒抑菌止痒的成分，切勿混淆购买。

爽身粉、痱子粉使用注意事项：

1. 痱子粉并非宝宝出现痱子时的治疗产品。痱子粉的功效在于抑制痱子生长，也就是说，它是一种预防痱子的产品。若是当宝宝已经出现痱子后再使用痱子粉，反而会使粉末堵塞宝宝的汗腺，不利于痱子消退，甚至引发新的皮肤病。

2. 使用痱子粉、爽身粉要注意少量多次，轻轻涂抹，否则粉末会被宝宝吸入呼吸道，引起宝宝呛咳。

3 无论爽身粉还是痱子粉，尤其是在给女宝宝使用时，大腿内侧应避免过多使用，以免污染女宝宝的生殖系统。

妈妈经验谈

菡淇妈妈

配合一般化妆用的粉扑使用，效果意外的不错哦。我每次使用前在离宝宝头部稍远的位置将爽身粉倒在粉扑上，再给宝宝轻轻擦拭。这样可以避免粉尘乱飞，掉入宝宝的嘴巴、眼睛里，以防引起不适。

洛奇姐姐

在使用爽身粉前一定要记得将宝宝身上的水分擦干。之前家宝就有过爽身粉受潮黏在一起，导致毛孔堵塞，引起皮疹的情况。

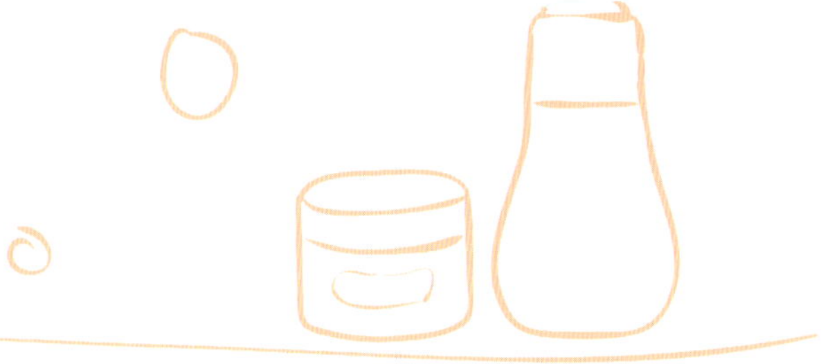

宝宝湿巾

宝宝湿巾是一种婴幼儿专用的湿巾。由于宝宝的肌肤非常敏感，所以与平时用的湿巾相比，其制作工艺等要求更为苛刻，它分为普通湿巾和手口专用湿巾两种类型。

宝宝湿巾选购要点

宝宝湿巾的挑选大体要从其成分、密封性、手感及气味入手。

纯天然成分的湿巾为首选，应拒绝人工添加剂、香精等化学成分。湿巾外包装需要有良好的密封性，即使拆开包装使用后，剩余的湿巾也不会在短时间内流失水分。

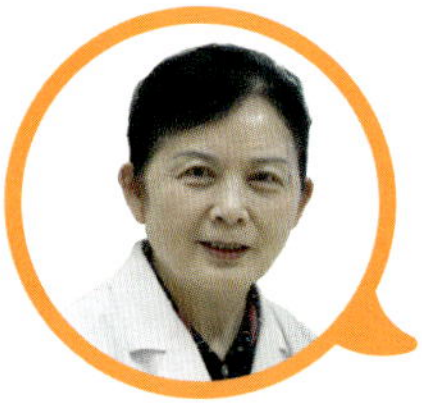

医生的叮咛：宝宝湿巾使用注意事项

王玉玮 山东大学齐鲁医院儿科教授

1. 使用新品牌湿巾前要试用

在给宝宝使用新湿巾时，可先在父母手臂上试用，如果试用时有强烈的刺激感，则不要将此湿巾给宝宝使用。

2. 不用于敏感部位

在给宝宝使用湿巾时，不可以直接用它擦眼睛和耳膜、外阴等敏感部位，否则很容易出现一些不良症状。

3. 冬天使用要稍加热

进入冬天后，湿巾需要微微地捂热一下，或将单片包装的湿巾在温水中浸泡后再给宝宝使用。直接使用较凉的湿巾可能造成宝宝身体不适。

4. 注意放置位置

在放置宝宝湿巾时要将其放在一般宝宝不会接触到的位置，避免他误抓、误含。此外，应将湿巾放置于阴凉处，否则湿巾的使用功效不佳。

洗衣皂、洗衣液

婴幼儿洗衣皂、洗衣液是洗涤婴幼儿衣物的专用洗护产品。婴幼儿洗衣皂和洗衣液的成分天然温和，不会刺激宝宝皮肤。同时，这类产品的PH值基本为7，呈中性，不会含有刺激宝宝肌肤的化学成分。

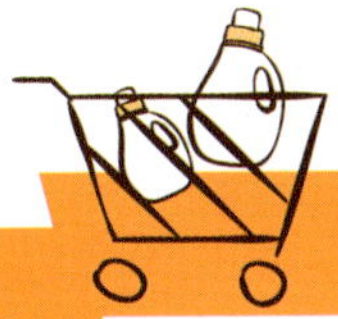

宝宝洗衣用品选购要点

1. 在给宝宝挑选洗衣用品时，包装密封完整是首要前提。
2. 可以关注产品外包装上的说明，选择成分天然低泡的为佳。
3. 产品的颜色以透明或纯白、气味淡雅清香为佳。
4. 如果在购买后发现产品有暗斑或明显的酸味，立即停止使用，很有可能产品已经变质。

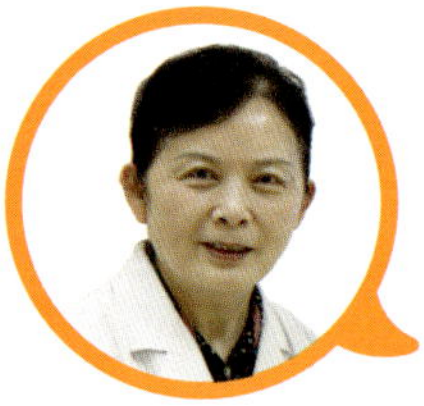

医生的叮咛：宝宝洗衣用品使用注意事项

王玉玮 山东大学齐鲁医院儿科教授

1. 拆开包装后，请小心存放，放在背光阴凉处。
2. 使用时，应按照使用说明适量使用，并非用量越多越好。
3. 清洗完衣物后，同样要将洗衣液或洗衣皂漂洗干净。

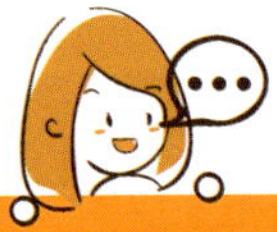

妈妈经验谈

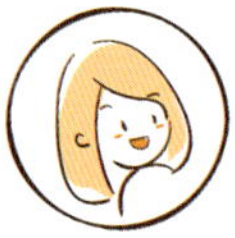

莉莉安的微笑

宝宝衣服上经常会有一块块的污渍，在洗衣服前，建议妈妈先将少许洗衣液涂抹在污渍处，浸泡约15分钟再清洗，清洁起来更省力。

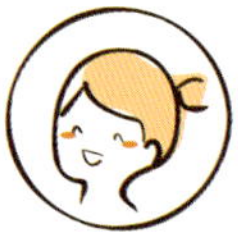

蜗~牛儿

婴儿洗衣皂使用完了，妈妈要记得将它放在干燥的地方。我还特意让老公买的带沥水功能的皂盒。如发现肥皂泡在水里了，要及时将水倒干净，否则洗衣皂没用几次就变小啦。

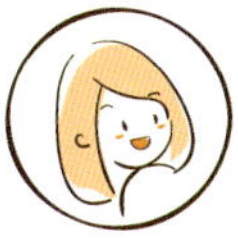

如影随形

目前不少大品牌的洗衣液都具备温和、洁净力强的效果，所以妈妈在手洗宝宝衣物的时候不必用力过猛。我给宝宝的衣服用低泡、易于漂洗的洗衣液清洗，清洗起来轻松省力，也不用担心有害物质残留。

单品类TOP10

最受妈妈欢迎的 洗护用品

Pigeon/贝亲婴儿润肤乳

TOP1

Pigeon/贝亲

参考价 52元 规格 70g

纯净水润 无添加 易吸收

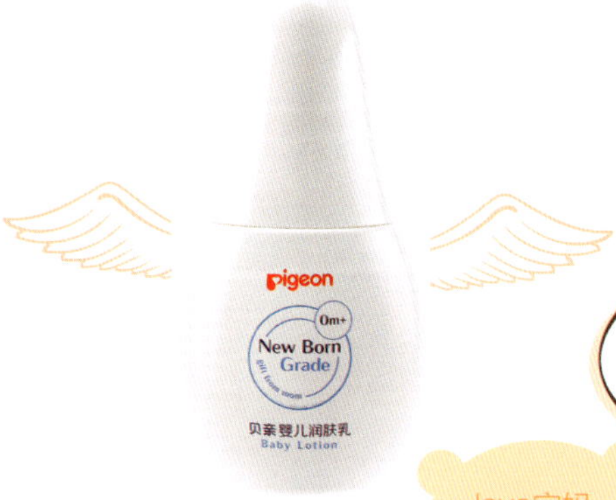

很滋润，天然不刺激。

love宇妈
宝宝7个月

6504位 妈妈推荐

朵朵 宝宝8个月23天
用了这款润肤乳，宝宝脸上的干裂纹第二天就没了，皮肤持久水嫩，摸上去滑滑的。

五个半柠檬 宝宝9个月27天
润肤乳很清淡，也不油腻，易吸收，以后也会继续给宝宝用。

Sanosan/哈罗闪婴儿柔润护肤乳

TOP2

5163位 妈妈推荐

春之霜 宝宝1岁10个月

天然植物萃取，温和，不油腻，也没有过敏现象，保湿效果好，用着很放心。

流泪的魚 宝宝9个月12天

香味淡淡的，很舒心的感觉，寒冷又干燥的秋冬季节涂了之后，一点也不干燥起皮。

质地柔润，流动性好，很水润，不会刺激肌肤。

为了遇见你
宝宝10个月

Sanosan/哈罗闪

参考价 99元　规格 500ml

清爽不油腻　安全无添加　温和配方

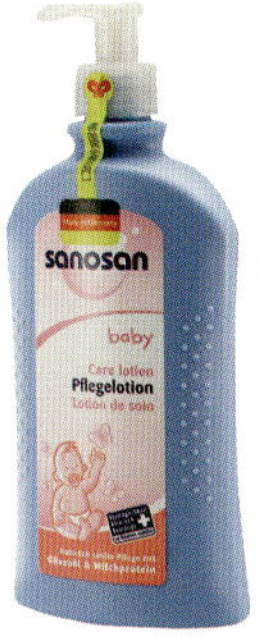

Lovology/全因爱婴幼儿柔润倍护面霜

TOP3

Lovology/全因爱

参考价 58元　规格 30ml

长效保湿　有机成分　补充皮脂

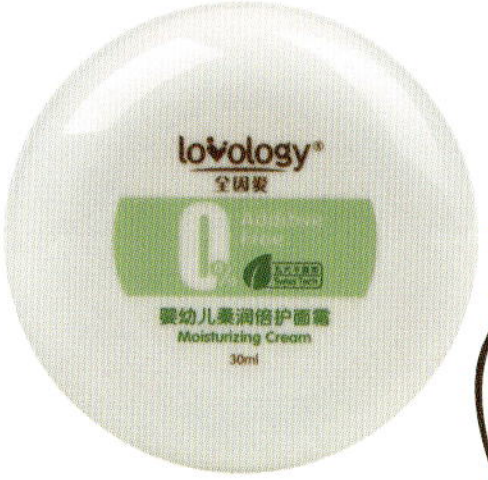

3121位 妈妈推荐

獨忆妩尒 宝宝2个月23天

这款面霜我家宝贝一直在用，脸不皴不干，而且味道淡淡的，宝宝不会抗拒使用。

白月光 宝宝4个月3天

全因爱品牌一直很喜欢，这款面霜不刺激，很温和，抹在宝宝脸上吸收也很好，值得推荐。

很滋润，不油腻，气味很清新，很不错的宝宝面霜。

只爱蓝铃花
宝宝5个月

Baby elephant/红色小象婴儿洗发沐浴露

TOP4

Baby elephant/红色小象　参考价 55元　规格 99ml

无泪配方　无硅油　低泡洁净

2889位
妈妈推荐

月月妈妈　宝宝9个月　不含硅油不会刺激皮肤，适合所有宝宝，亲肤无毒，安全放心。

大路　宝宝9个月　洗发沐浴两用很方便，用过后身体滑滑嫩嫩的，特别适合宝宝使用。

宝宝洗后皮肤光滑，头发也柔顺，不会辣到眼睛。

豪哥麻麻
宝宝7个月

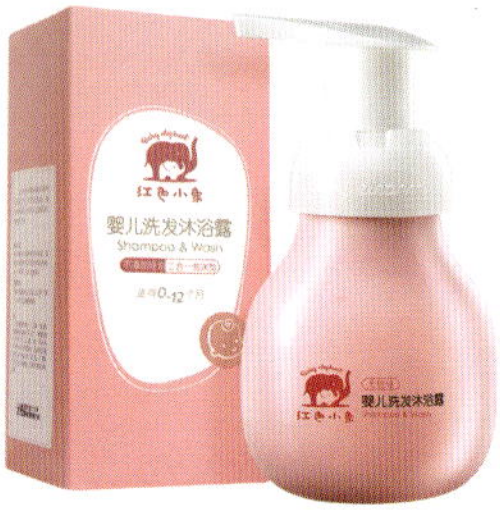

Johnson's baby/强生婴儿牛奶沐浴露

TOP5

Johnson's baby　参考价 14.9元　规格 300ml

温和洗净　无泪配方　牛奶精华

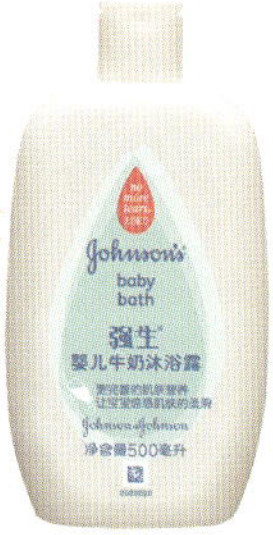

宝宝用了后皮肤挺滋润的，淡淡牛奶香气很好闻。

小琳妈
宝宝11个月

2631位
妈妈推荐

艺晨馨宝贝　宝宝1岁8个月　味道好闻，洗澡用在身上，是泡泡不多的那种沐浴露，也很容易冲洗。

哈哈笑　宝宝1岁3个月　泡沫很细腻，绵绵的，宝宝洗澡时特别喜欢用手玩。大品牌也值得信赖。

elsker/嗳呵婴儿草本洗衣液

TOP6

elsker/嗳呵　参考价 19.9元　规格 1L

温和洁净　柔顺去污　防静电

2288位
妈妈推荐

奇奇妈　宝宝1岁半　洗衣液倒在水里溶解快，衣服晾干还有一股淡淡的香味，很柔顺，不起静电。

完美生活　宝宝1个岁8个月　去污强，不伤衣物，洗一遍再过一遍水就能漂洗很干净了。

味道清新，温和易漂洗，泡沫特别少。

快乐的时光
宝宝1岁7个月

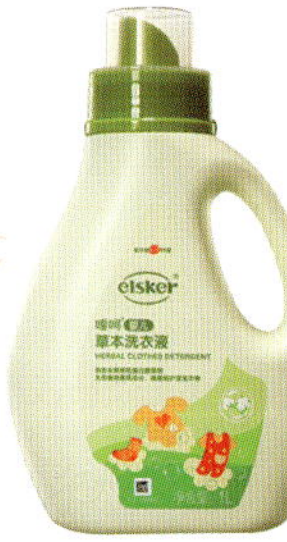

TOP7 郁美净儿童霜

郁美净 参考价 6.8元 规格 25g*5袋

鲜奶成分 细腻温和 滋润营养

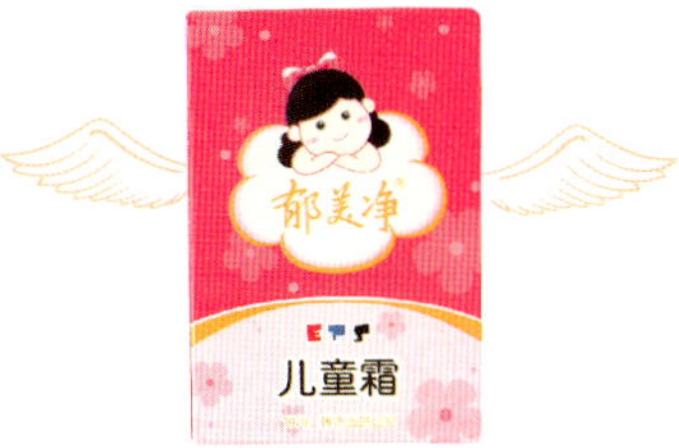

2211位 妈妈推荐

小雨点 宝宝3岁半 性价比超高的国货，香味温和，滋润肌肤效果不错，可以长时间保湿，我们家就没缺过它。

TOP8 PHILIPS AVENT/飞利浦新安怡婴儿二合一洗发沐浴露

PHILIPS AVENT/飞利浦新安怡 参考价 68元 规格 400ml

牛奶蛋白 亲肤低敏 温和滋润

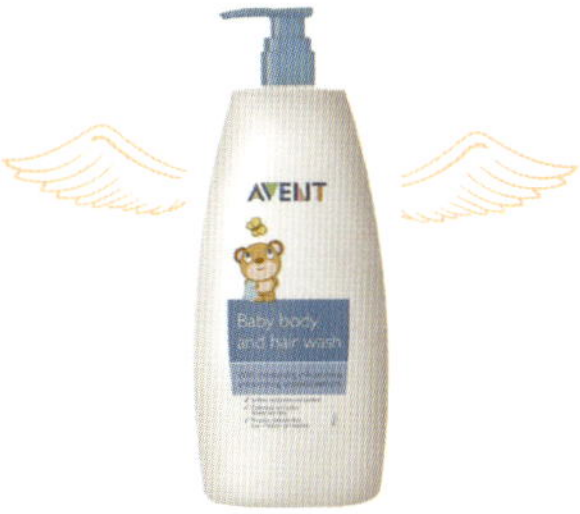

1819位 妈妈推荐

只爱棠棠 宝宝1岁 温和不刺激，味道闻起来不错，洗得干净。宝宝也因为它，爱上洗澡澡啦。

TOP9 Purcotton/全棉时代婴儿纯棉柔巾

Purcotton/全棉时代 参考价 15.5元 规格 120抽

亲肤舒适 柔韧耐用 不易落絮

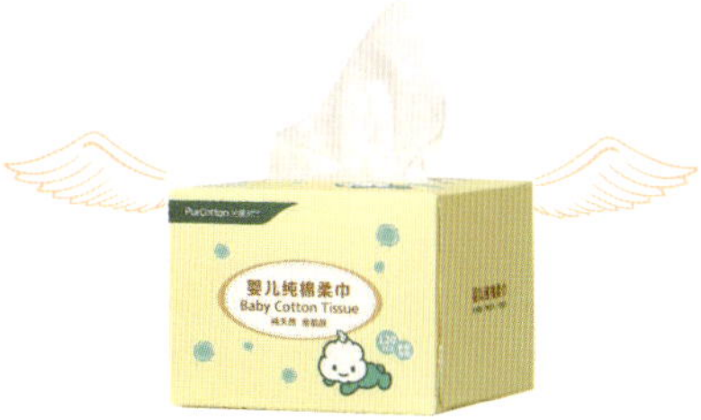

1797位 妈妈推荐

秋夕颜 宝宝1岁4个月 很好用的棉柔巾，韧性好，不怕水，也柔软。不像别的纸巾，遇水就化，它擦着很方便。

TOP10 PawinPaw/宝英宝酵素婴儿舒缓修护膏

PawinPaw/宝英宝 参考价 58元 规格 30g

进口原料 多效舒缓 温和不刺激

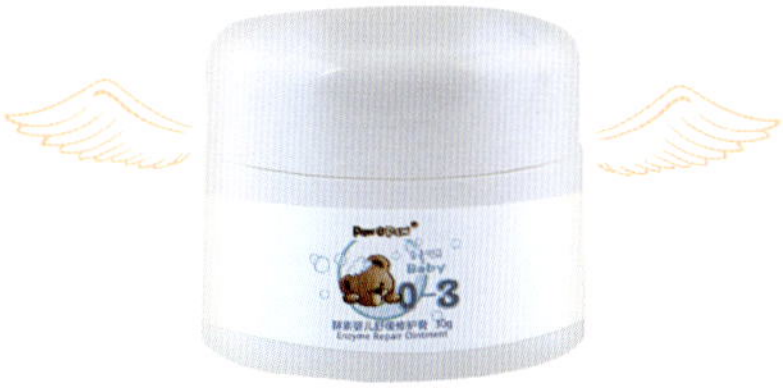

1790位 妈妈推荐

不离不弃一辈子 宝宝1岁半 不添加香精和激素的纯天然产品，安全放心，对湿疹很有效，推荐使用。

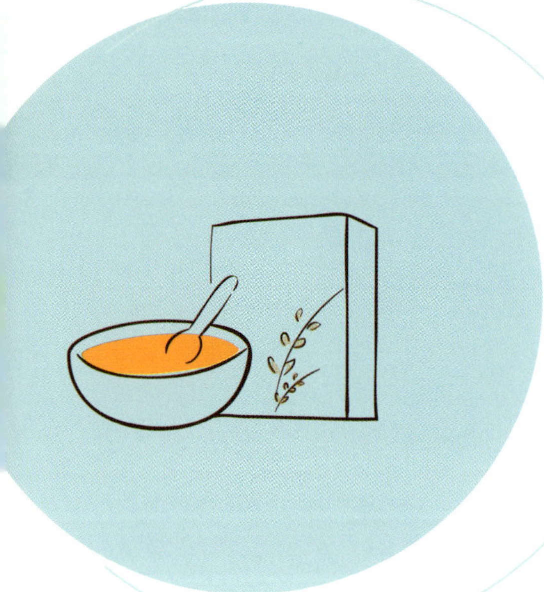

辅食

在婴幼儿阶段，母乳是宝宝早期成长最理想的食品。但随着宝宝一天天长大，母乳或配方奶粉中所含的营养已满足不了宝宝的成长所需。因此，在宝宝4~6个月之后，可逐渐添加辅食。宝宝的辅食可由父母亲自动手烹饪，也可购买加工好的成品辅食。其中，成品辅食使用简单、操作方便，可以为父母节省很多时间和精力，但在其挑选上，家长还需多多注意。

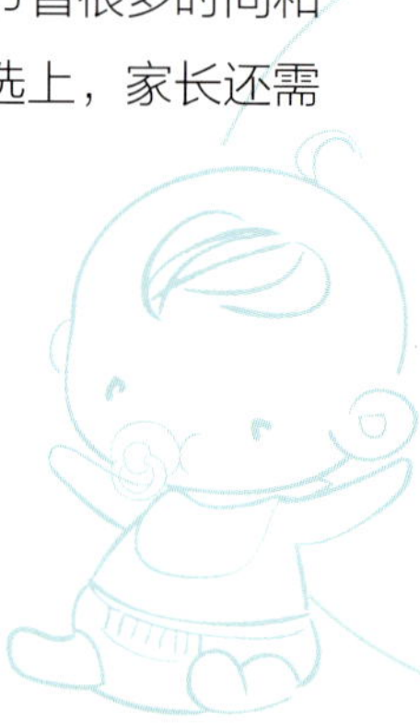

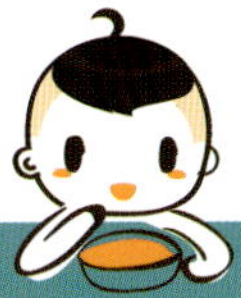

各月龄宝宝辅食添加参考

婴幼儿辅食产品，首先需要选择大品牌、质量有保障的产品，其次要根据宝宝的年龄段及营养所需挑选适合的产品类型。

月龄	辅食形态	推荐辅食
1~3个月	不建议添加	不建议添加
4~6个月	泥状、糊状	米粉、单一种类果蔬泥
7~8个月	泥状、糊状	米粉、蛋黄泥、混合果蔬泥
9~12月	细颗粒状	宝宝面条、小饼干、细碎肉末及蔬果
12个月以上	细软的半固体或固体	米饭、面条、水饺、馄饨

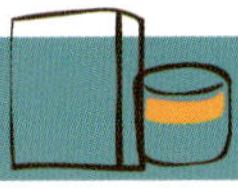

常见辅食产品

米粉

以大米为主要原料，分别加以蔬菜、水果、肉类、蛋类等配料，并加入宝宝成长所需的其他营养元素，如钙、铁、锌等矿物质元素。

其形状多为粉状或片状。粉状米粉的粉质较为细腻，但比奶粉粗糙，口感相对较好。片状米粉口感不及粉状米粉细腻，但能更大程度上保证米粉中的营养。

果、蔬、肉泥

果、蔬、肉泥是新鲜水果蔬菜或牛肉、鱼肉等打碎做成的泥状辅食。这样的泥状辅食到宝宝7个月左右可以开始慢慢添加。

面条饼干

面条和饼干类的辅食属于固体辅食，其中含有丰富的蛋白质、碳水化合物等。同时，它还可以训练宝宝的咀嚼能力。

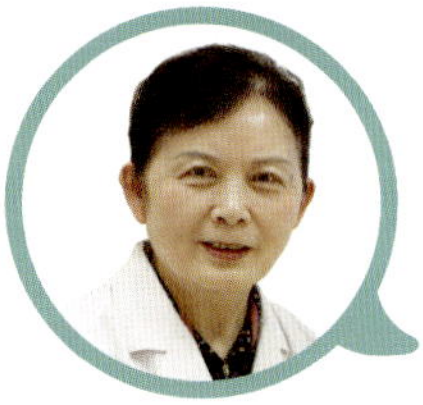

医生的叮咛：辅食添加注意事项

王玉玮 山东大学齐鲁医院儿科教授

1. 纯母乳喂养的宝宝建议6个月以后添加辅食，混合喂养和纯配方奶喂养的宝宝应从4~6个月开始添加。

2. 一周岁以内的宝宝原则上是无盐或低盐饮食，在处理水果蔬菜、鱼类、虾类的时候，需小心谨慎去除果核、鱼刺、虾壳等。记住不要添加过多的作料，如盐、酱油、味精等。

3. 除了父母手工制作宝宝辅食之外，购买成品辅食是既解放父母双手，节省时间又保证宝宝营养摄入的两全其美的方法。

4. 辅食添加需遵循以下三大原则：

由一种到多种

添加辅食，需要根据宝宝的消化能力逐渐增加辅食的种类。刚开始可以添加一种辅食，过段时间后，则可以尝试给宝宝添加另一种辅食。辅食的种类需要循序渐进地添加，以免宝宝刚开始就接触多种辅食导致其消化不良。

由稀到稠

宝宝刚开始添加辅食时，大约在4~6个月，此时的宝宝还没有长出足够多的乳牙来咀嚼食物，所以，辅食应该先从液体辅食开始添加，如各类单一品种的果汁，之后可逐渐变为泥糊状的辅食，如果蔬泥、鱼泥等，等到宝宝乳牙萌出后，再慢慢添加固体辅食，如水饺、面条等。

由少量到适量

宝宝的胃肠功能十分薄弱，添加辅食要遵循由少到多的原则，从一小勺、一小口开始逐渐增加。每次添加新的辅食都要慢慢加量，不可一次喂太多，以免造成宝宝消化不良。

单品类 TOP10

最受妈妈欢迎的 宝宝辅食

Heinz/亨氏婴儿营养米粉

TOP1

Heinz/亨氏

参考价 26.8元 规格 400g

片状米粉 易于冲调 易消化 科学配方

10346位 妈妈推荐

小龙人 宝宝3个月

米粉很好泡，不容易结块，味道不会太甜太香，刚刚好，说明没有添加香料哦！

辰辰麻麻Cc 宝宝9个月

亨氏婴儿营养米粉为片状米粉，易冲调，宝宝一开始吃别的牌子米糊老是消化不好，这款完全不会。

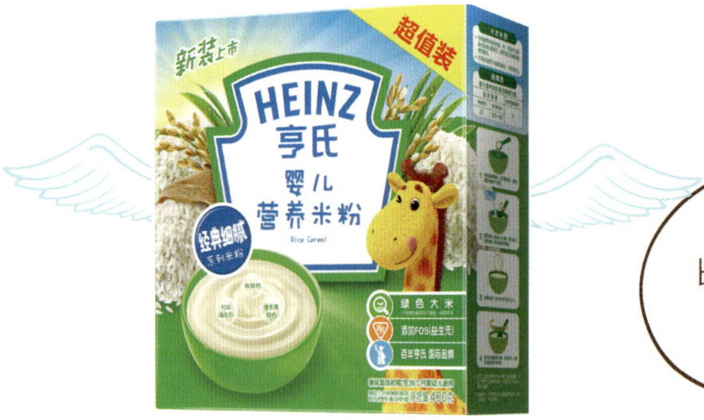

两宝都是选择亨氏，易消化，宝宝长得很健壮。

果果妈
宝宝7个月

Eastwes/伊威原味营养有机米粉

TOP2

3670位 妈妈推荐

baoying　宝宝7个月

品质非常好，原料也很放心，安全，卫生，方便 。

Angel baby　宝宝9个月

营养成分考虑得很周全，能满足宝宝成长发育所需要的营养，健康成长。

口感最棒，自然米香味，大品牌的产品也让人放心。

葵籽
宝宝10个月

Eastwes/伊威

参考价 98元　规格 300g

有机原料　无糖配方　口感细腻

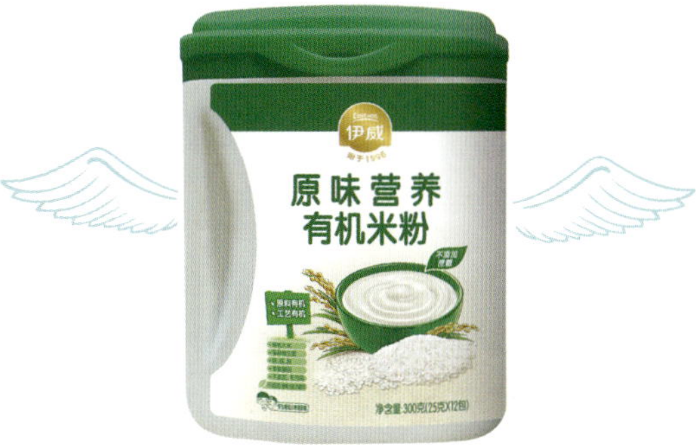

HiPP /喜宝有机婴幼儿大米粉

TOP3

HiPP/喜宝

参考价 68元　规格 200g

天然有机　无添加　原装进口

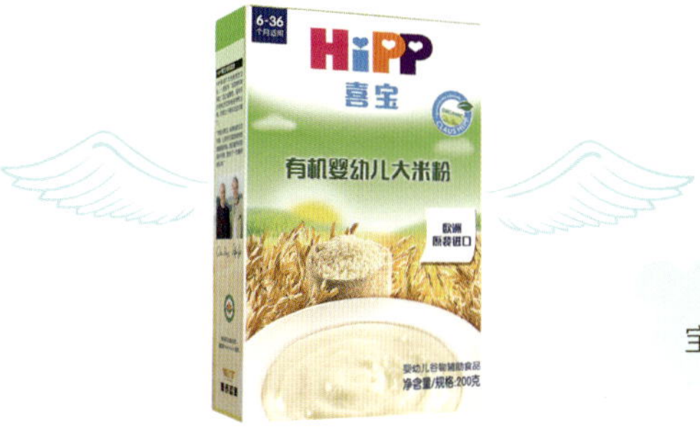

3406位 妈妈推荐

萌豆豆麻麻　宝宝6个月

米粉很细腻，溶解度好，稠稠的很好喂。味道也不错，淡淡的米香。

huhuiBB　宝宝7个月

这个米粉口感不错的，很适合刚刚添加辅食的宝宝。不是太甜，孩子喜欢吃。

淡淡的清香，而且特别容易消化，价格实惠。

心软是病
宝宝11个月

BIOSTIME/合生元婴幼儿大米粉

TOP4

BIOSTIME/合生元 参考价 68元 规格 300g

原谷材料 口味清淡 口感好

2535位
妈妈推荐

温馨的家 宝宝8个月 米粉质地比较细，容易消化，不用担心添加辅食后宝宝消化不良。

萱妞子 宝宝9个月 合生元的这款米粉宝宝很喜欢吃，吃完不会便秘，原谷材料也很天然健康。

味道清淡，粉质口感细腻，宝宝爱吃。

洋洋麻麻
宝宝6个月

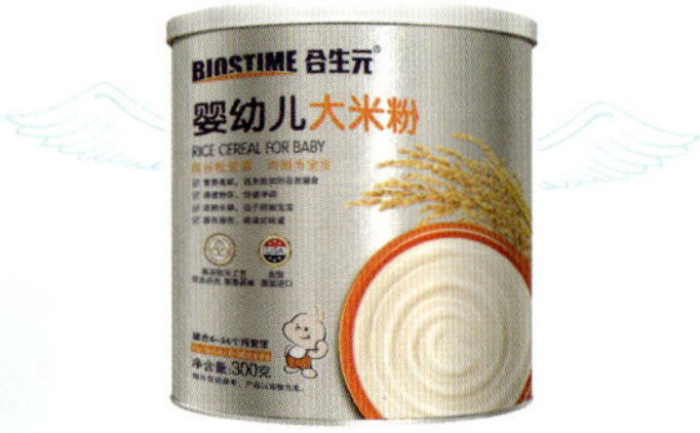

Beingmate/贝因美原味猪肉酥

TOP5

Beingmate/贝因美 参考价 28.5元 规格 115g

入口即化 口味纯正 无添加

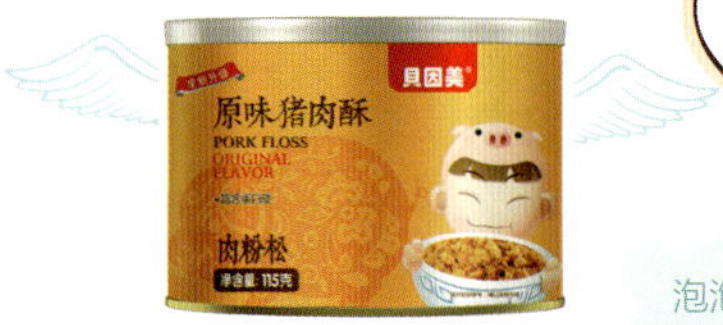

无添加的安全成分，入口即化，有助于宝宝消化。

泡泡糖ONE
宝宝11个月

2134位
妈妈推荐

奇卢波特洛 宝宝1岁2个月 贝因美原味猪肉酥的味道不错，肉酥十分细腻，宝宝吃完很容易消化，而且营养丰富。

昊宇 昊月 宝宝1岁4个月 宝宝四个月就开始吃了，入口即化，比自己做省事，专业品牌也安全放心。

Engnice/英氏果乐维乳酸菌营养米粉

TOP6

Engnice/英氏 参考价 72.8元 规格 350g

帮助消化 细腻顺滑 入水即溶

2056位
妈妈推荐

奇奇妈 宝宝6个月 英氏米粉口感纯正，细腻易吸收，宝宝超爱，每次都吃满满一碗。

卡布其诺 宝宝1个岁2个月 这是一款添加乳酸菌的米粉，有助宝宝消化吸收，而且米粉能看到真正的水果片，口味很好，还增加了宝宝食欲。大爱的产品。

水果片真实可见，口感细腻，营养易吸收，添加乳酸菌，有助宝宝消化。

健康快乐
宝宝1岁1个月

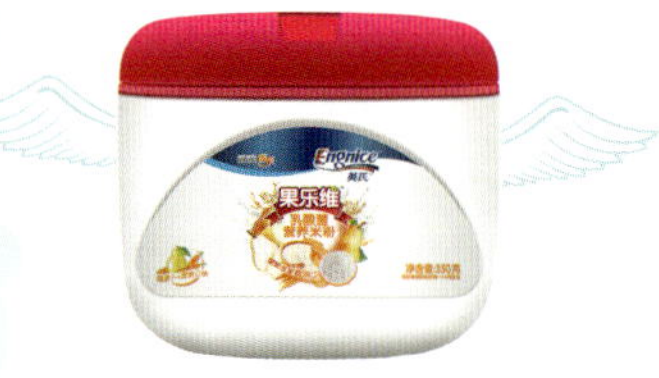

TOP7 果仙多维酸奶溶豆豆

果仙多维　参考价 25元　规格 18g

入口即化　活性益生菌　调理肠道

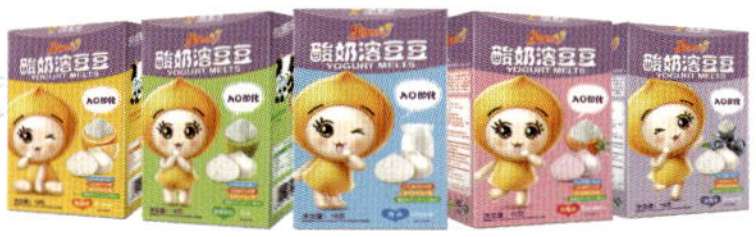

1922位 妈妈推荐

快乐宝贝　宝宝1岁半　　口味选择很多，入口即化，益生菌调理肠胃，宝宝很喜欢吃。

TOP8 YingJiLi/英吉利AD钙铁锌小米粉

YingJiLi/英吉利　参考价 21.8元　规格 225g

营养均衡　易于冲泡　片状米粉

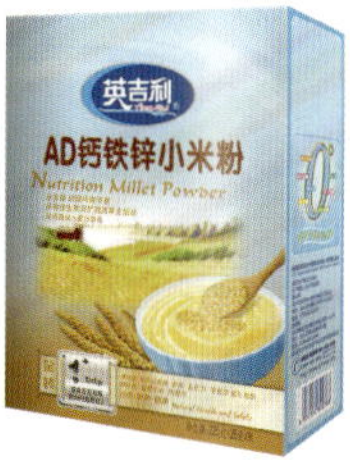

1825位 妈妈推荐

唯一　宝宝1岁3个月　　英吉利米粉吸收性好，而且富含维生素AD，营养比较全面。里面的米粉独立包装，设计方便卫生。

TOP9 WISSUN/明一加锌铁营养米粉

WISSUN/明一　**参考价 18元　规格 225g**

营养丰富　片状米粉　不上火　易消化

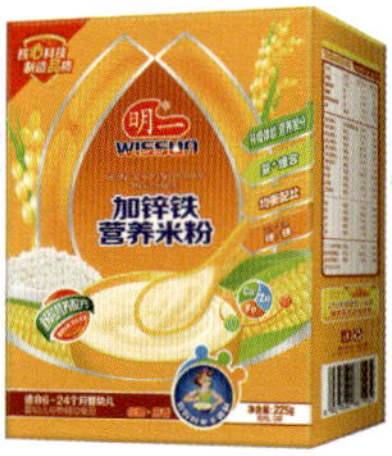

1472位 妈妈推荐

骑鱼过海的猫　宝宝1岁1个月　　这款米粉富含丰富的钙铁锌成分。冲调方便，且口感细腻，好吸收，味道香甜可口。

TOP10 Pigeon/贝亲婴幼儿粥

Pigeon/贝亲　**参考价 73元　规格 120g*5盒**

绿色食材　方便携带　安全卫生

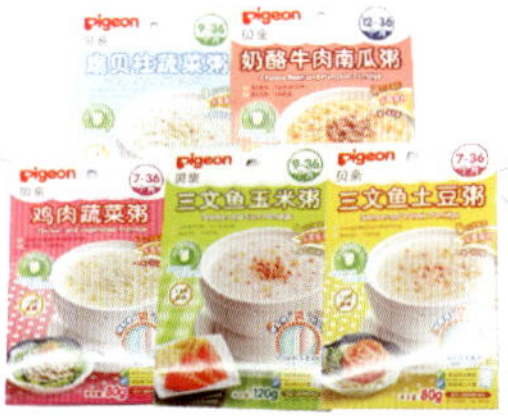

1460位 妈妈推荐

锅锅妈　宝宝1岁5个月　　做起来超级方便，在家带娃来不及弄复杂的食物，贝亲这款粥热一下，加点新鲜蔬菜，营养全面。

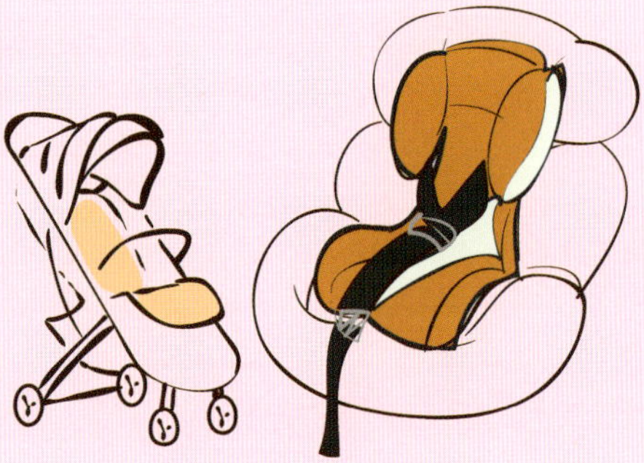

童车安全座椅

童车，是孩子出行的必备工具；安全座椅，在近年也越来越受有车的家庭关注。安全出行，如何才能选到适合宝宝年龄段的产品？满足哪些标准的童车、安全座椅才是安全舒适的？购买时又要注意些什么？

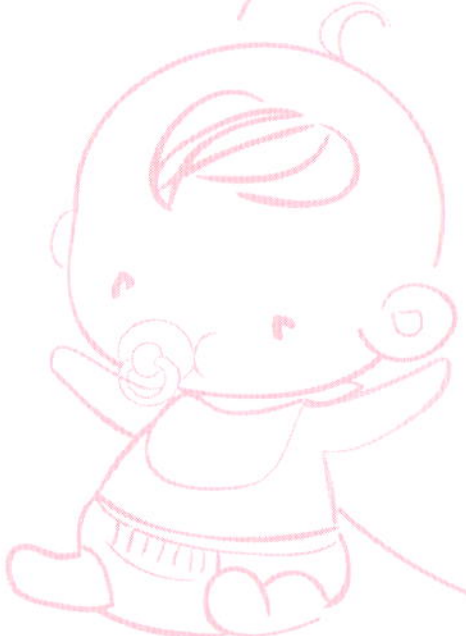

婴儿推车

婴儿推车是宝宝出行的“交通工具”，宝宝坐或躺在里面被家长推着走，家长省力，更让宝宝舒适。如今婴儿推车的功能已升级到可以在车里睡觉、吃饭、玩耍等，更是妈妈带宝贝游玩、逛街时的必需品。

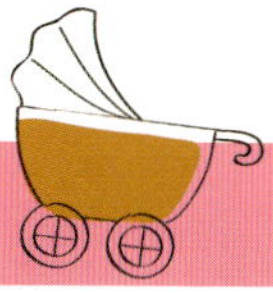

婴儿推车款式选择

不同年龄段的孩子适合不同类型的推车，家长应根据孩子自身的情况来选购。新生儿需要可以躺平的推车，1岁以内的宝宝可以用坐睡两用的款式，1~3岁建议选择以坐为主、又可以睡的推车，但仍需要有遮阳棚来避免阳光直射。

年龄	婴儿推车款式
0~1岁	**大轮高车款式婴儿推车。**此阶段宝宝大部分时间都在睡觉，出行时需要平躺，其次因现在空气污染严重，而有害气体大多下沉，推车如果高度较低，宝宝更易受其影响。若有乘车需要，还可选择既能安装在汽车上，也能固定在推车里的安全提篮。
1~2.5岁	**中轮高车款式婴儿推车。**此时宝宝活动能力大大增强，他们会拒绝系童车上的安全带，更喜动，若坐在高高的大轮车上，更易摔出推车。因此需选择中轮高车的款式，它高度适中，轻巧方便，宝宝可以自己爬上爬下。
2.5~4岁	**方便轻巧的小轮推车。**此时宝宝越来越结实，出行频率增多，因此需选择轻巧的推车款式，方便乘坐公共交通工具或是上下楼。童车折叠是否方便，也同样值得关注。

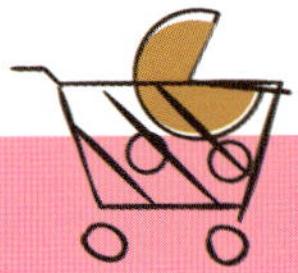

婴儿推车选购要点

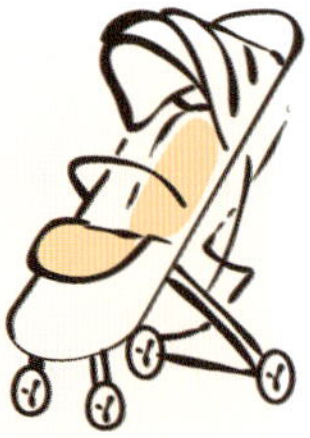

1. 车垫的凹陷度应小于5厘米，过度凹陷会影响宝贝的脊柱和骨骼生长发育。
2. 座兜不宜过浅，否则宝宝坐在车内，容易因重心不稳造成翻车。
3. 推车的布料可选择涤棉制品或全棉制品。
4. 如果经常带孩子外出，为方便搬挪，可以选择可折叠、且轮子带有转轴的轻便款式。可折叠的婴儿推车应设置锁紧保险装置，避免使用中的推车意外折叠，误伤宝宝。
5. 选择有防震功能的推车，它在比较崎岖不平的路上可以轻松通过，减小颠簸。
6. 选购时仔细检查每一个细节，保证各个活动部位的灵敏度；检查刹车装置灵活度，以及保证各个部件零件无毛边尖刺。

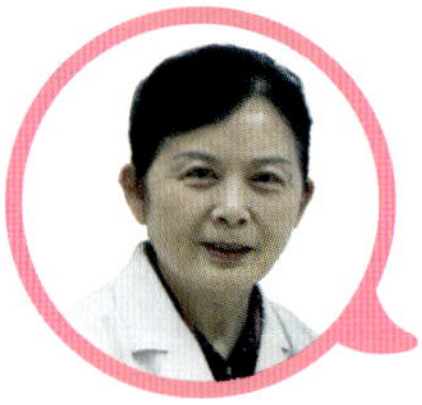

医生的叮咛：婴儿推车使用注意事项

王玉玮 山东大学齐鲁医院儿科教授

1. 使用推车前，必须严格检查车内螺母、螺钉是否松动，躺椅部分是否灵活可用，轮闸是否灵活有效等。
2. 当宝宝坐在推车里时，一定要先系好安全带，并调整到适宜的高度，在解开安全带的情况下，不要让宝宝从车里站起来，以免翻车。

3 每次停下推车时都要**刹好刹车**，当宝宝坐在推车里时，不要将车子抬起，或是放在电梯和楼梯上，以免发生意外。

4 推车扶手上**不要悬挂物品**，以免扶手被压弯，或是物品掉下来砸伤孩子。

5 宝宝在推车内乘坐的时间最好是**每次在30分钟~1小时为宜**。

6 推车的座垫要定期清洗，也要用湿布定期擦拭推车的金属及塑胶零件，保证推车的卫生干净，以免影响宝宝健康。

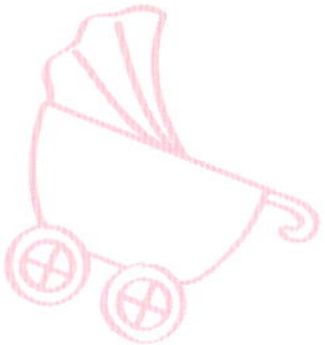

妈妈经验谈

給宝宝系安全带的时候，建议不要系得过紧或过松。我一般会以能放下大人四个手指为宜，让宝宝有一定的空间自由活动。

與子偕佬

秋天，我带宝贝出去散步，有时候推得太快了，宝宝就容易吸入凉风，呛咳不止。后来我就记住了，如果外面有风，或是经过下坡路段，我都会把遮阳挡风罩放下挡风。

只爱棠棠

宝宝身体代谢快，易出汗。特别夏天的时候带宝宝外出，他的后背很容易长湿疹、痱子。我后来自己买了个推车草席，垫在车里，宝宝基本上就没怎么出过痱子了。

六月的雨衣

儿童安全座椅

汽车儿童安全座椅是带宝宝乘车出行的“安全保镖”，专门针对儿童体型和体格设计，安装在汽车后排中间位置上，能在车内稳稳固定住孩子。安全座椅两侧的保护侧翼以及专为儿童设计的安全带，能有效减缓在紧急情况和车祸发生时对儿童的头、颈椎、四肢产生的冲击。

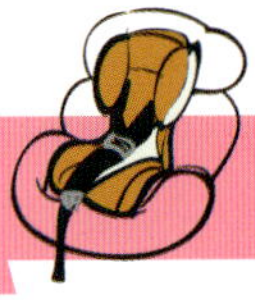

儿童安全座椅选择

按儿童年龄和体重选择座椅类型

儿童安全座椅基于儿童体重分组设计，年龄可作为参考。切忌买规格过大的座椅，只有适合宝宝体型的安全座椅才能起到良好的安全保护作用。

体重是购买汽车儿童安全座椅的主要参照因素。可参考下表（GB27887-2011及ECE R44/04安全标准）选用合适的汽车儿童安全座椅组别：

组别	体重	年龄
Group0	0~10kg	出生~约13个月
Group0+	0~13kg	出生~约15个月
Group1	9~18kg	约9个月~4岁
Group2	15~25kg	约3岁~6岁
Group3	22~36kg	约6岁~12岁

另外，在购买安全座椅时，可注意选择：

年龄段	建议选择类别	安装方式
新生~6个月	儿童推车、汽车两用的安全提篮	反向
6个月~3岁	五点式安全带	反向；超重可换为正向
3岁以上	三点式安全带	正向

宝宝12周岁后，就可以乘坐成人座椅了。

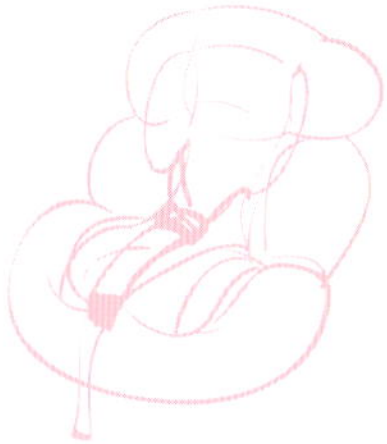

据车型配置选择适合的座椅

一款汽车儿童安全座椅并不适用于每一辆汽车，应结合自身车辆所具备的儿童安全座椅接口方式进行选择。目前儿童安全座椅的接口方式有三种：

欧洲标准的ISOFIX接口固定方式

具有两个与儿童座椅进行硬连接的固定接口。主要为欧洲销售车型标准使用接口，国内的部分合资汽车生产商会配备这种接口。

美国标准的LATCH接口固定方式

采用同时挂钩方式连接，且有三个固定点。主要为美国销售车型的儿童安全座椅固定方式。

安全带固定式

目前使用范围最广，安全带接口的固定方式，其实就是汽车自身的接口方式，同时支持正向固定和反向固定两种形式。

注意：在安装儿童安全座椅时，有LATCH接口的汽车可以装ISOFIX接口的座椅，而仅仅有ISOFIX接口的汽车并不能安装LATCH接口的座椅。

儿童安全座椅选购要点

1. **购买渠道要正规，标签要齐全。**儿童安全座椅一定要在正规商场或品牌专卖店购买，商家能够提供专业的安装指导服务。购买前应仔细检查产品的各个标签是否齐全。尽量不购买二手货，应保证购买的安全座椅是崭新、无明显缺陷的，且有相应的指导手册、认证标签。

2. **看品牌，注品质。**选购儿童安全座椅更需要注重品质，最好选择世界知名品牌，相对品质更有保障。

3. **看安全座椅的材质、工艺。** 劣质材料制成的座椅带有刺激性气味，所以座椅面料要选择舒适透气且进行防火处理的材质，例如优质EPS材料制作的儿童安全座椅。

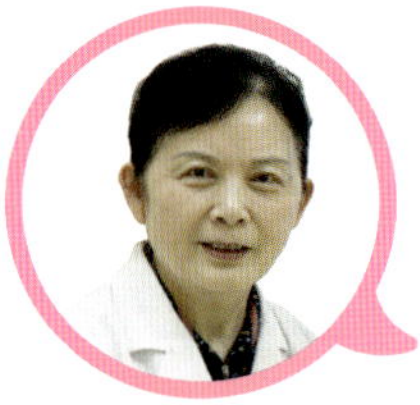

医生的叮咛：儿童安全座椅使用注意事项

王玉玮 山东大学齐鲁医院儿科教授

1. 使用前，应仔细阅读说明书。儿童座椅最佳安装的位置是后座中间，切忌装在配有安全气囊的座位上。

2. 安装座椅要留意正确的角度，安装后可用力摇晃，保证座椅左右位移不超过两指宽度。

3. 经常观察座椅的合适度。成长中的孩子身高和体型变化较快，需观察肩带与儿童肩膀、头部与头部保护枕的距离，保证其间隙不会偏大。

4. 座椅的肩带要穿过胸前到大腿固定，保证胸扣在腋下高度的位置，才能有效保护。

5. 即便不用安全座椅了，也不要让孩子坐副驾驶的位置，安全气囊不慎爆开，可能造成孩子们的头颈部严重受伤甚至死亡。

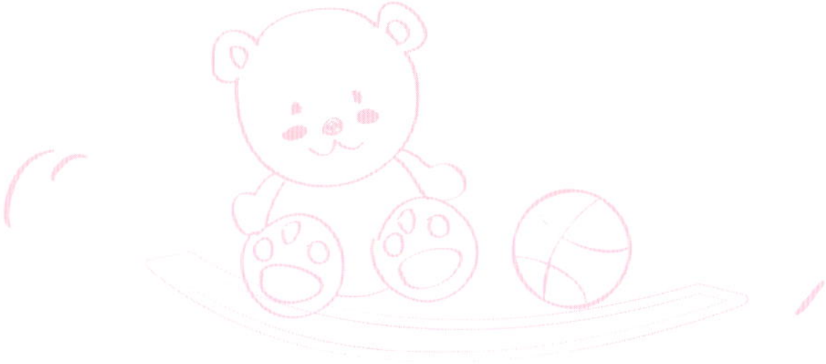

单品类 TOP10

最受妈妈欢迎的童车安全座椅

Goodbaby/好孩子头等舱儿童安全座椅 TOP1

Goodbaby/好孩子

参考价 1299元　适用年龄 0~7岁

头部气囊　双向安装　三档调节　通用适配

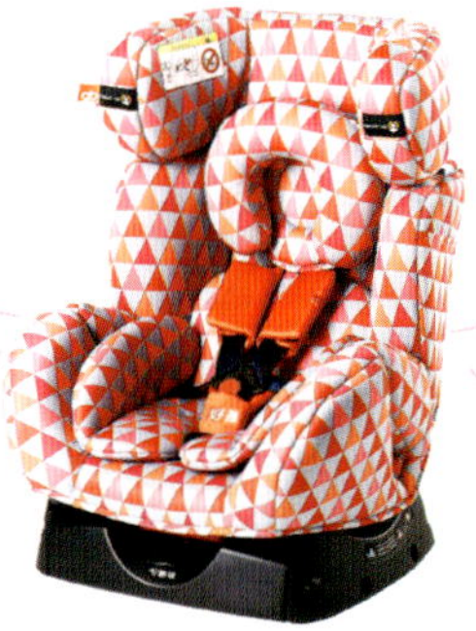

5296位 妈妈推荐

梦钰妈咪　宝宝3岁

好孩子安全座椅质量很好，抗压性强，安全系数高，材质看起来也有档次，安全座椅我一直选的这个品牌。

雪莲　宝宝4岁3个月

好孩子儿童座椅样式就很好看，孩子坐着很舒服，安全系数高，家长可以放心开车了！

款式时尚，功能实用，质量有保证，用着舒适放心。

小猪龙龙

宝宝1岁半

Baby first/宝贝第一海王盾舰队安全座椅

TOP2

4551位 妈妈推荐

嘟噜一刻　宝宝1岁半

座椅颜色鲜艳靓丽，设计合理，接口拆装也方便，反复挑选后，最后选的这一款。

小糯米的妈妈　宝宝5岁

品质好，不仅安全，样子也好看，意大利的设计，品牌知名度也高，宝宝很喜欢坐！

完全按照宝宝身形设计的，材质安全，没有异味，值得购买。

守护爱
宝宝4岁

Baby first/宝贝第一

参考价 1680元　适用年龄 9个月~12岁

ISOFIX伸缩调节　安装便捷　头枕侧翼同步智能调节

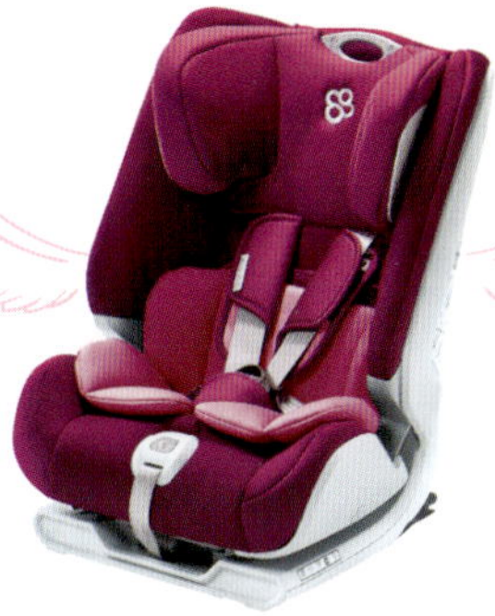

Pouch高景观婴儿推车

TOP3

Pouch

参考价 1099元　适用年龄 0~4岁

双向推行　全景天窗　一键折叠　SUV减震

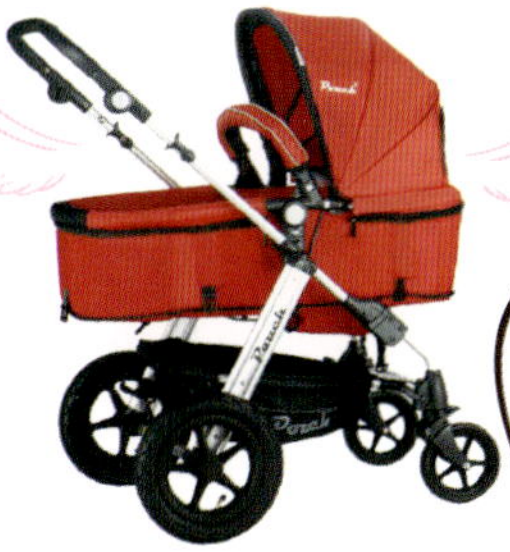

防灰防尾气，防晒防小风，出门方便，宝宝自在睡觉。

4219位 妈妈推荐

家有猴宝　宝宝7个月

车的减震很好，宝宝很喜欢坐。还可以调节方向，遮阳棚也很大，可以完全遮住阳光，好喜欢！

柠檬味的幸福　宝宝1岁半

Pouch推车很轻便，而且功能实用，一脚双刹挺方便的。前轮是万向轮，也配有刹车，睡篮很长，还有减震的功能。

小泥人就是我
宝宝11个月

Graco/葛莱Milestone基石系列安全座椅

TOP4

Graco/葛莱　参考价 2280元　适用年龄 0~12岁

超长使用周期　高品质材质　舒适便捷

座椅安装后很稳，宝宝坐上去不会吵，说明舒适度很不错。

梦熙妈妈
宝宝2岁

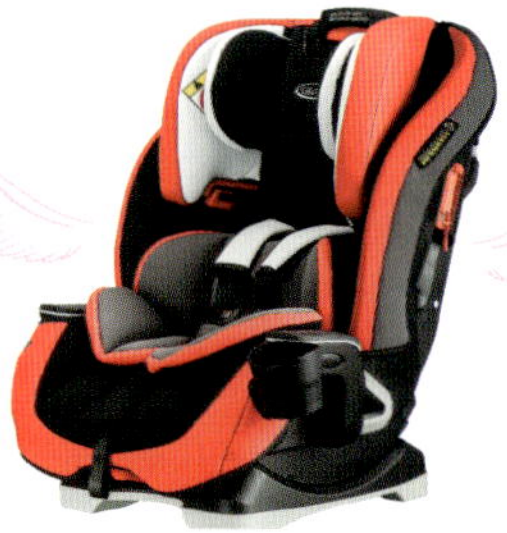

4021位
妈妈推荐

baizier　宝宝4岁4个月　这款座椅能更好保护宝宝娇嫩的头颈部，材质也更舒适。我给宝宝用葛莱后，就再也不担心宝宝出行的安全问题了！

快乐小芮佳　宝宝2岁5个月　葛莱基石系列安全座椅倾斜角度较大，外观非常高大上，这款是能使用到宝宝12岁的座椅，非常实用。

Happy Dino/小龙哈彼便携式婴儿车

TOP5

Happy Dino/小龙哈彼　参考价 269元　适用年龄 6个月~3岁

棉麻布料　超轻便捷　省力折叠

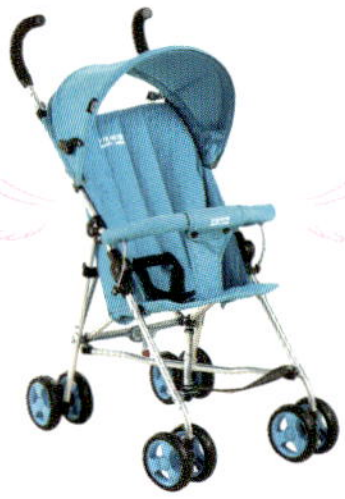

出行方便，单手收车，可坐可躺，一个人带宝宝出门也不怕！

杨梓宸妈妈
宝宝2岁

3533位
妈妈推荐

凯彤妈妈　宝宝1岁5个月　妈妈带娃出门时必备的轻便小车，一只手就可以轻松收放，重量也特别轻，现在只用这一款了。

语嫣　宝宝1岁　喜欢小龙哈彼的婴儿车，设计简单，剪裁做工非常细致，有质量保证，性价比超高！

Britax/宝得适凯迪成长 XP SICT安全座椅

TOP6

Britax/宝得适　参考价 2780元　适用年龄 约3~12岁

德国原装进口　侧面碰撞保护　XP-PAD保护

知名品牌，安全系数高，座位的材质也很柔软舒适。

葡萄的苹果
宝宝4岁

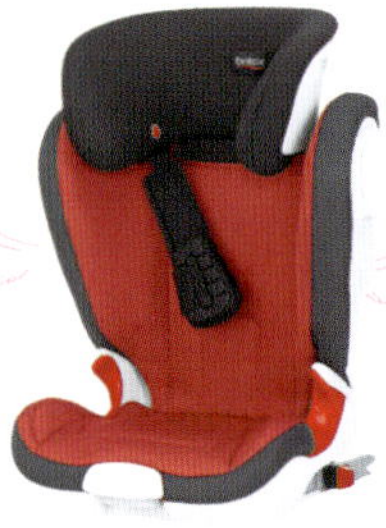

3372位
妈妈推荐

高兴妈妈　宝宝5岁7个月　这款安全座椅安装简单，可用安全带五点固定或直接用接口固定。底部的弧度设计和汽车座椅贴合，宝宝坐着很舒服。

萌嘟嘟妈咪　宝宝3岁半　我家小宝就用这个，大品牌，设计高大上，好像英国的小王子也用的这款，感觉好超值！

TOP7 Babyruler-SWIFT系列轻便婴儿推车

Babyruler　参考价 799元　适用年龄 0~4岁

单手秒收　安全稳固　超大座宽

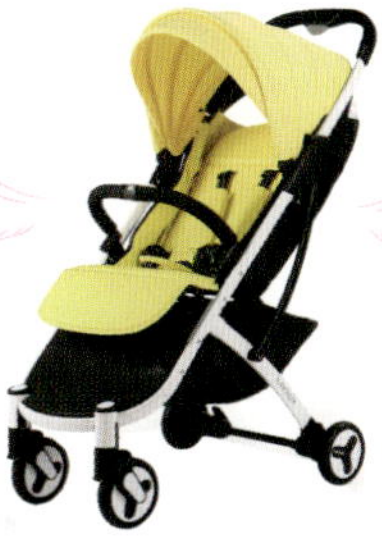

1768位 妈妈推荐

小宝　宝宝1岁10个月　　高端大气上档次，宝宝去公园散步都用它，轮子很稳，护栏也很结实，我觉得安全是最重要的。

TOP8 Gubi/咕比高景观婴儿推车

Gubi/咕比　参考价 1899元　适用年龄 0~3岁

座椅变睡篮　把手换向　冬夏两用

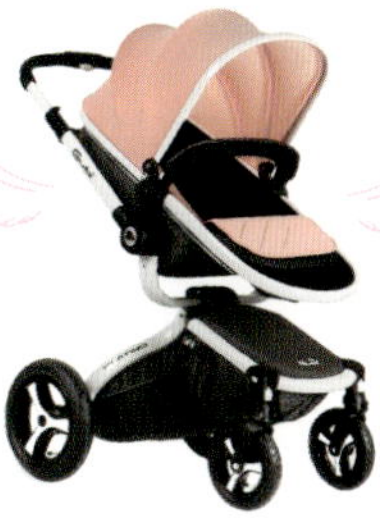

1578位 妈妈推荐

影儿娟娟　宝宝2岁　　材质挺好的，用了一夏天，布料也没有出现掉色的情况。轻便易行，大轮子减震，增强了舒适性。

TOP9 Sanebebe/三乐轻便型婴儿推车

Sanebebe/三乐　参考价 119元　适用年龄 7个月~3岁

网纱伞车　超轻车身　纤细灵巧

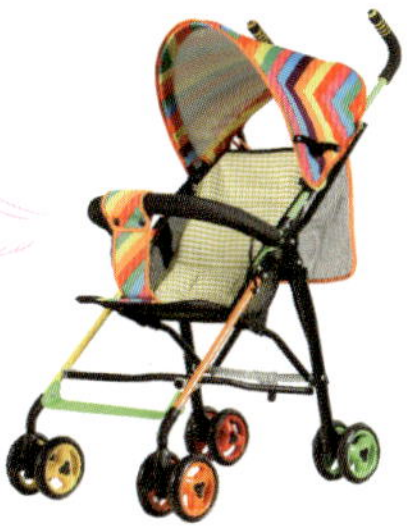

1492位 妈妈推荐

小轩轩　宝宝2岁　　最喜欢它的超轻，因为自己个子小，出门抬着也方便，不费劲。色彩很靓丽，宝宝喜欢坐里面玩。

TOP10 Kiddy守护者2代儿童安全座椅

Kiddy/奇蒂　参考价 1858元　适用年龄 9个月~12岁

保护脊椎　蜂窝减震　前置护体

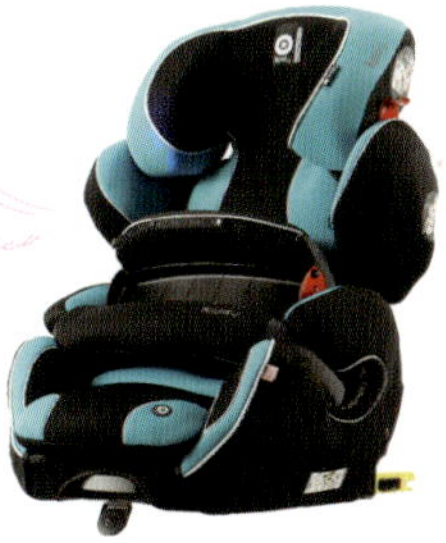

1381位 妈妈推荐

艾妮　宝宝1岁半　　德国品质安全座椅，材料舒适，护体设计能有效保护宝宝颈椎，颜值也很高。

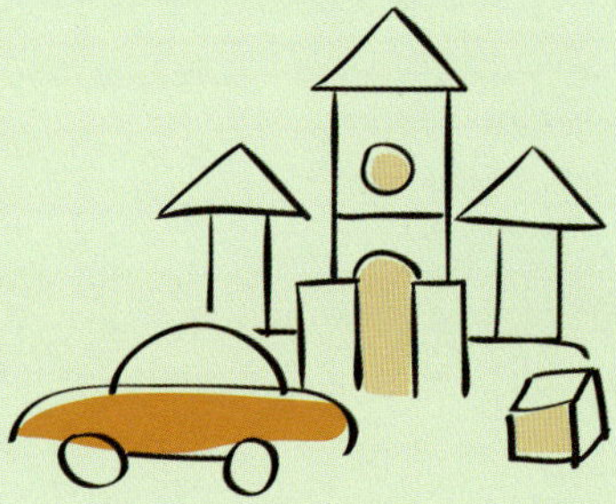

儿童玩具

鲁迅曾说:“玩具是儿童的天使。”儿童玩具在孩子的成长过程中扮演着非常重要的角色，它既是孩子的亲密玩伴，又是孩子的启蒙老师。为孩子买件玩具不难，但想选择一款适合宝宝的好玩具，却没那么简单。

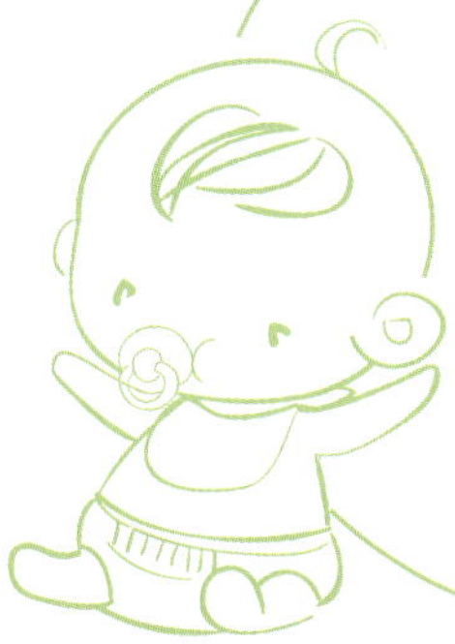

不同年龄段儿童玩具推荐

处在不同发育阶段的孩子，心智发展程度有着明显的差异，低年龄的孩子玩高年龄段的玩具还有可能会存在安全隐患。因此，家长挑选玩具时一定要根据宝宝年龄段做选择，这样才能发挥其应有的作用。

孩子年龄	玩具推荐
0~6个月	宝宝处于感知世界阶段。为该月龄段孩子挑选玩具首先要注意选择安全、轻巧、易于清洁的玩具。以能训练视觉、分辨颜色的卡片，简单清晰的图片为主，亦可以选择锻炼听觉、分辨声音的铃铛等，但其声音一定要柔和。
6个月~1岁	此时的孩子活泼好动，已具备坐立、爬行，甚至学步的能力，且语言能力也逐渐开发。建议为他们挑选能帮助锻炼肢体活动能力的玩具，最好选择个头较大的玩具，以避免误食，如小木琴、敲击玩具、游戏毯、敲锤、套塔、套碗等。
1~2岁	此阶段的孩子开始活动自如，已经可以清楚说出简单词汇，动作也变得精细，且已具备一定的思维能力，这时，他们最喜欢与人互动玩耍。建议挑选一些他们能够操作的简单玩具，如拼图、积木、串珠玩具等。以不易摔坏的玩具为佳，如长毛绒、橡胶、塑料制的玩具等。
2~3岁	这时孩子的智力增长迅速。能跑会跳，自我意识加强，会主动选择小伙伴，好奇心特别重，喜欢模仿各种事物。因此，挑选既动手又动脑的玩具最合适，如皮球、模型、橡皮泥等，也可以选择活动玩具，如小火车、小卡车等。

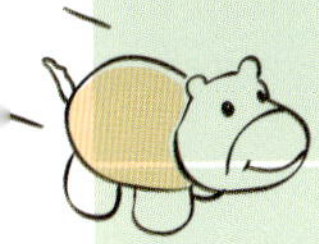

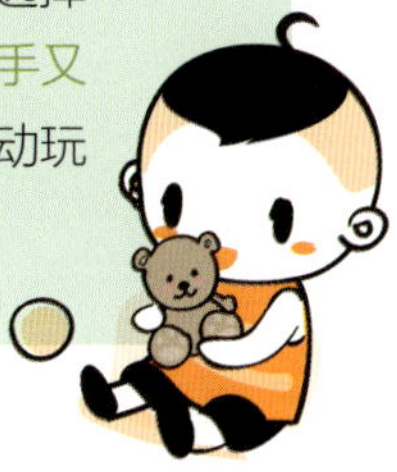

孩子年龄	玩具推荐
3-5岁	这个阶段的孩子开始学会独立自主。给孩子挑选的益智玩具，应该是需要自己动手操作、拼接组装的玩具，以满足他们的好奇心，锻炼其动手能力。如镶嵌玩具、配对玩具等，可锻炼他们的思维，训练其逻辑推理能力。
5岁以上	此时，孩子已经有了自主学习的能力，且活泼好动，精力充沛。家长可以为孩子准备一些简单的体育用品，如跳绳、毽子、各种球类，锻炼孩子肢体运动协调能力，以及肌肉的均衡生长。

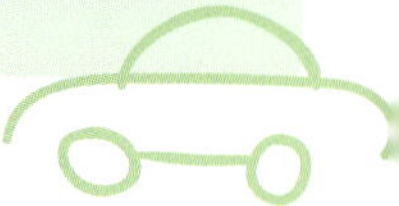

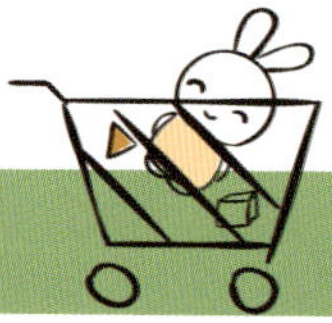

儿童玩具选购要点

1. **注意玩具安全性。**一定要挑选安全、无毒和符合卫生标准的儿童玩具。如水中玩具，商家会对那些没有救生作用的玩具作出标明，还有一些标注如“不适合某某年龄段儿童使用”、“本产品严禁食用”等，家长一定要仔细阅读注意事项和使用说明书。

2. **勿购买“三无”产品。**最好在正规商场或专门的儿童品牌玩具店购买合格玩具，购买前，要仔细查看玩具是否标注了生产厂家名称、厂址、电话、主要材质或成分、使用规范、安全警示语，以及是否有产品合格证。

3. **查看有效日期。**有的儿童玩具就像食品一样具有有效期，家长选购儿童玩具时，务必要仔细看好有效日期，避免挑选的玩具超出了使用时限而有安全隐患。此外，也要在使用前定期检查玩具有无损坏。

妈妈经验谈

喵喵猫爱喵

宝宝从小到大，玩具会越来越多，如何整理是个头疼的事，妈妈不妨多准备一些收纳框或收纳袋，将相同材质、大小的玩具归类放在一起。我也会邀请宝宝一起来整理，锻炼他的归纳能力。

青青河畔草

不少宝宝喜欢把玩具扔一地，此时妈妈可以试试这个小方法，告诉宝宝："玩具被扔后很难过，在哭呢，我们一起来把它们送回家吧！"小宝宝会认为一切物体都是有生命的，这样说会让宝宝对玩具产生同情心，会更加爱惜玩具。

閃耀浅嘚媄

可爱的毛绒玩具是宝宝的最爱，也是宝宝最亲密的小伙伴，所以一定要定期清洗。不同材质的玩具也有不同洗法：

塑料玩具	肥皂水、漂白粉、消毒片稀释后浸泡，半小时后用清水冲洗干净。
木制玩具	肥皂水浸泡后用开水烫洗。
纸制玩具	放在太阳光下暴晒，紫外线消毒杀菌。
毛绒玩具	可装入大塑料袋中，倒入粗盐，封紧袋口，上下左右来回晃动干洗玩具；也可以水洗后暴晒消毒，但需注意要间歇轻拍玩具，保证其蓬松度。
金属玩具	先用肥皂水擦洗，再日晒即可。

单品类 TOP10

最受妈妈欢迎的儿童玩具

Alilo/火火兔儿童智能蓝牙故事机F6

TOP1

Alilo/火火兔

参考价 258元　适用年龄 0~7岁

耐磨耐摔　音质纯正　蓝牙传输　安全啃咬

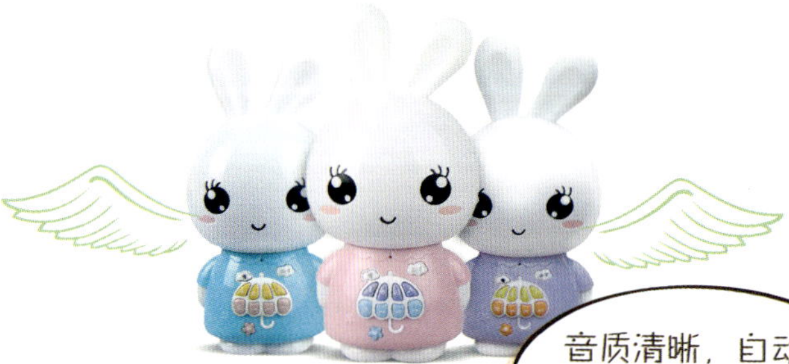

音质清晰，自动休眠，材质安全，放心让宝宝啃咬。

雨中独漫
宝宝8个月

6895位 妈妈推荐

我家宝宝最乖　宝宝2岁2个月

火火兔是二宝的最爱，它功能多，可以听故事，听音乐。通过蓝牙连接到APP后，还有分龄分类内容推荐呢，我再也不用担心宝宝要听啥啦。

陶宝　宝宝7个月24天

孕期就买了它，当做胎教机用。宝宝出生就给宝宝玩。它的耳朵是软的，宝宝从四个月开始出牙就很喜欢咬它的耳朵。它造型小巧，外出携带也很方便。

小天才儿童平板

TOP2

5254位 妈妈推荐

宝贝丁琳　宝宝4岁10个月

这款儿童平板不但可以放音乐、视频，还可以带宝宝做游戏，当画板，给宝宝讲睡前故事，功能很强大。

温柔的背后　宝宝2岁7天

屏幕看着舒适，宝宝长期使用也没有出现过不适。家长管理模式还能控制孩子娱乐时间。

小天才

参考价 1998元　适用年龄 24个月以上

定制系统　材质安全　护眼滤蓝光屏

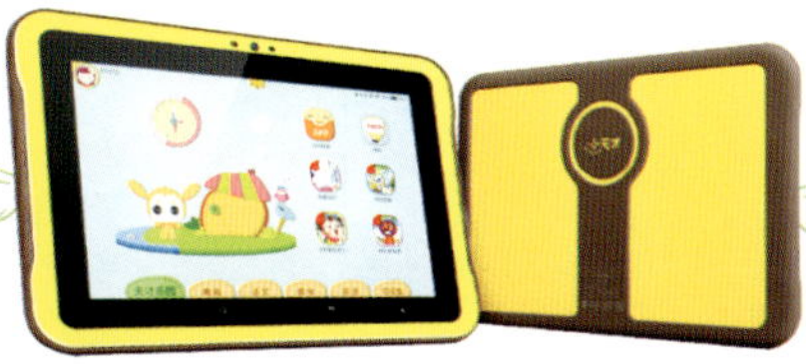

内容丰富生动，能和宝宝互动，宝宝很爱玩。

依依秋水
宝宝5岁

Hape80粒益智积木

TOP3

Hape

参考价 428元　适用年龄 12个月以上

欧洲原产榉木　德国工艺　环保水性漆　安全啃咬

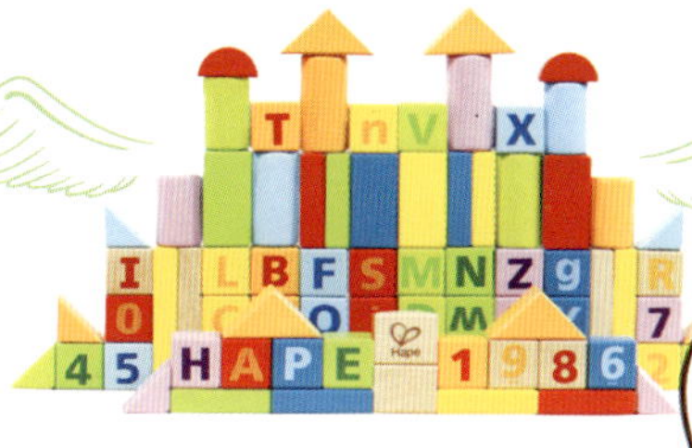

积木表面很光滑，摸着舒服，没有任何气味。

4166位 妈妈推荐

木头人　宝宝1岁27天

Hape80粒益智积木，积木采用圆角设计，使用环保油漆，让宝贝玩得开心，益智又健康！

灏灏妈　宝宝4岁3个月

我去朋友家，发现也是用的这套积木。德国品牌，产品质量值得信赖，开发智力更安心。

周雨宣
宝宝1岁5个月

MEGA BLOKS/美高大颗粒积木

TOP4

MEGA BLOKS/美高　参考价 139元　适用年龄 1~5岁

加拿大原装进口　抓握轻松　防吞咽

大颗粒的积木，色彩丰富，形状分明，好玩益智。

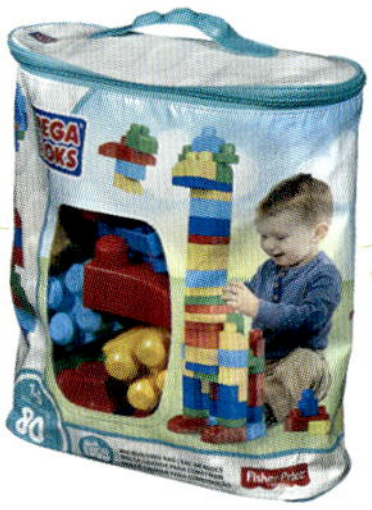

小雨小调
宝宝4岁1个月

3937位
妈妈推荐

清浅　宝宝1岁7个月　　美高的积木材质很好，没有难闻的塑料味，大颗粒易抓取，宝宝不会误吞，非常安全。

糖果贝贝　宝宝2岁　　这款积木可以锻炼孩子很多方面，比如，手、眼协调能力，观察力。我每次也会找一些伙伴和她一起玩，锻炼她的语言能力，来玩的宝宝都很喜欢呢。

Fisher Price/费雪探索学习六面盒

TOP5

Fisher Price/费雪　参考价 269元　适用年龄 6~36个月

功能多样　双语学习　安全耐摔　大牌品质

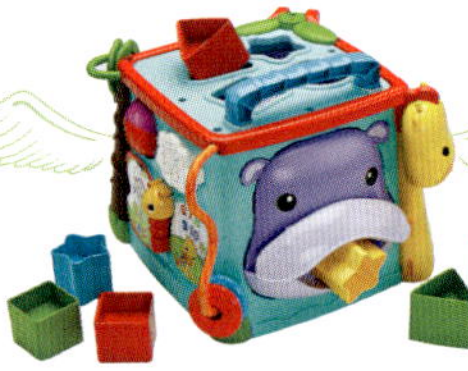

色彩鲜艳，功能多，有设计感，宝宝玩具潮流单品。

桃宝麻麻
宝宝8个月

3598位
妈妈推荐

拴住幸福　宝宝1岁5个月　　这款玩具颜色鲜艳，大小适中，非常适合已经能够坐稳的宝宝来玩，在游戏互动中培养宝宝的认知和动手能力，增进亲子感情。我和宝宝都很喜欢！

小兔崽儿　宝宝2岁　　很喜欢费雪品牌的东西，六面盒像一个多功能骰子，每一面都有惊喜，无论设计或质感都大赞！

Beiens/贝恩施婴儿脚踏钢琴健身架

TOP6

Beiens/贝恩施　参考价 228元　适用年龄 0~1岁

优质布料　无线遥控　多种玩法

释放双手的带娃神器，躺坐都可以玩，使用周期长。

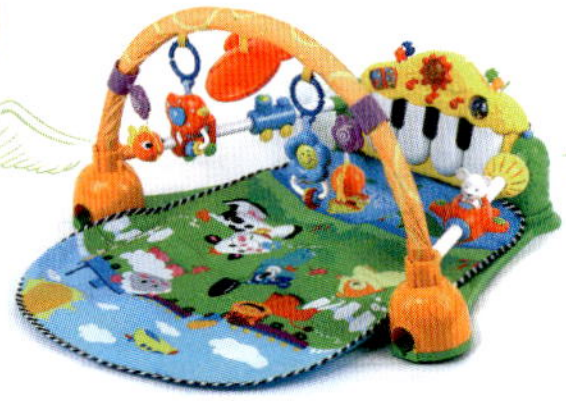

宁静如水
宝宝3个月

3156位
妈妈推荐

伊一妈妈　宝宝1岁　　健身架不单可以玩耍，更能锻炼体能。挂饰吸引宝宝抓取，宝宝更爱踢踏音乐脚踏琴发出琴声，乐得咯咯笑，还锻炼了腿劲。

两点线　宝宝4个月　　安装方便，结实耐玩，有美妙的音乐，又搭配摇铃和牙胶挂件，而且垫子洗了也不会掉色。

TOP7 Howawa/好娃娃自由舰娱乐健身车

Howawa/好娃娃　参考价 218元　适用年龄 3岁

前沿设计　耐冲减震　防侧翻

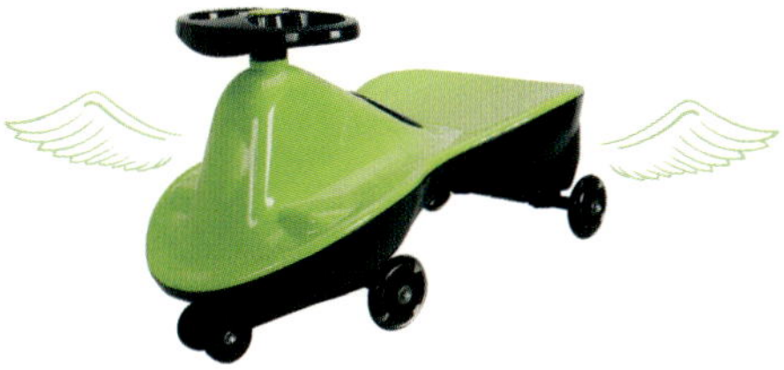

2876位 妈妈推荐

冉大路　宝宝5岁半　　健身车不仅可以锻炼孩子的手部力量，还能更好地增强宝宝的平衡力，周围小朋友几乎人手一辆。

TOP8 Vtech/伟易达小河马睡眠仪

Vtech/伟易达　参考价 299元　适用年龄 0~3岁

声光助眠　手感舒适　安全环保材质

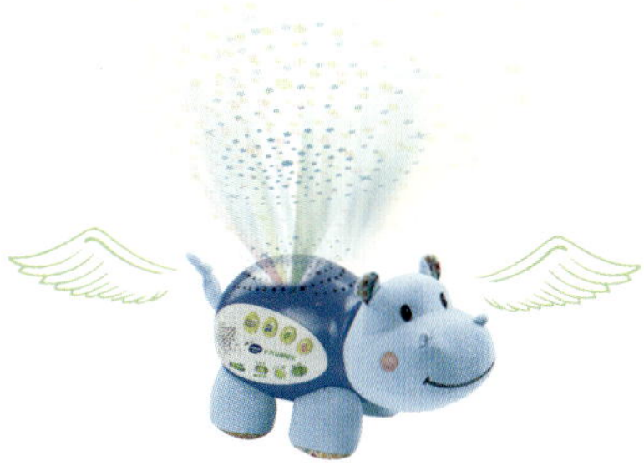

2024位 妈妈推荐

丝丝贝儿　宝宝2岁　　它的声音非常柔和，哪怕开到最大音量也不会刺耳。四种睡眠模式配上炫彩灯光，宝宝睡得很香。

TOP9 Auby/澳贝小猴学步车

Auby/澳贝　参考价 399元　适用年龄 12个月以上

功能全面　材质安全　多档调节

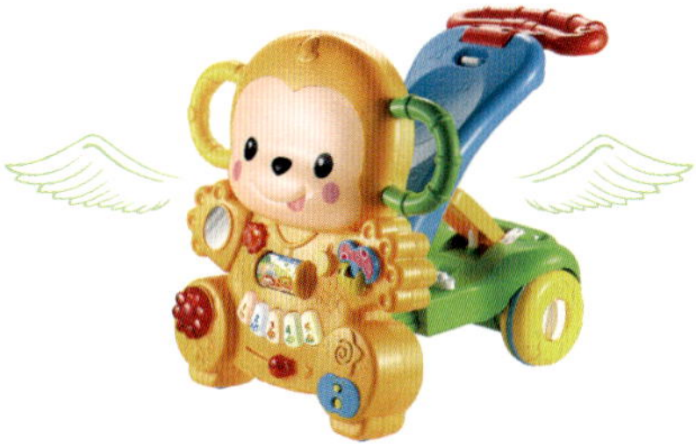

1959位 妈妈推荐

跳跳小老虎　宝宝1岁2个月　　澳贝学步车颜色鲜艳，造型可爱，还能根据宝宝需求调节挡数，比学步带更能保障安全。

TOP10 MWSJ/木玩世家100粒大块木质积木

MWSJ/木玩世家　参考价 139元　适用年龄 24个月以上

进口榉木　传承品质　口碑品牌

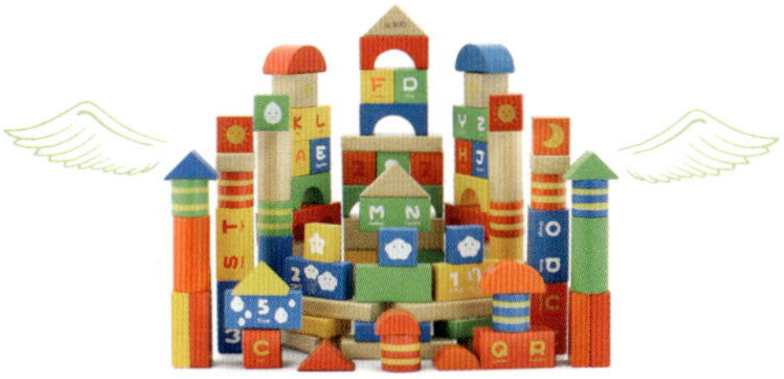

1837位 妈妈推荐

张逗逗麻　宝宝3岁半　　木玩世家的积木质量很棒，安全无毒，做工精细，能满足孩子的求知欲，开发智力，我的首选！

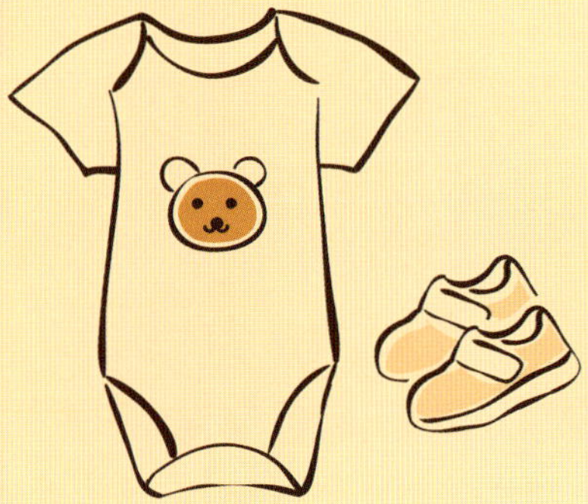

童装童鞋

俗话说，人靠衣装。给孩子挑选衣物，几乎是所有妈妈最热衷的事情之一。但市场上的童装童鞋琳琅满目，面料、颜色、款式等变化多样，你知道该如何选择吗？选购童装童鞋既要好看，穿着又要舒适，关键还要保证品质安全，不能损害孩子的健康。

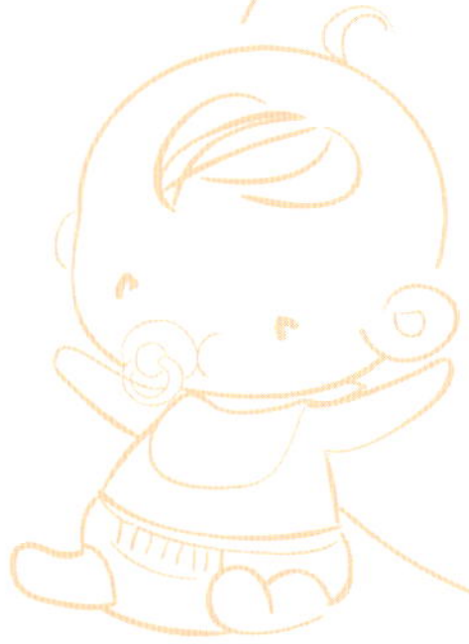

童装

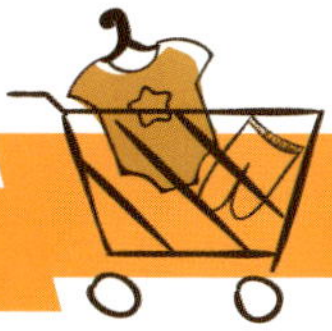

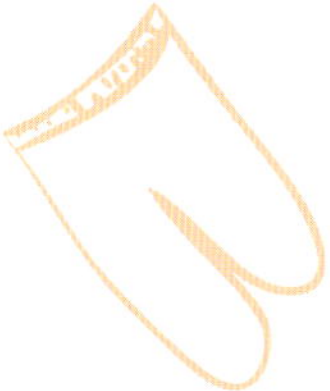

童装选购要点

挑选童装是个“技术活”，妈妈们要充分考虑孩子的生理特点，遵循柔软、舒适、透气、安全、穿脱方便等几大选购要点。

望

观察外观是选择童装的第一步。选购童装符合孩子的年龄、身材、喜好是必然，另外，可先通过对面料颜色和工艺细节的观察，初步推断出衣服的优劣，更要仔细观察服装的吊牌信息是否真实、齐全。童装的式样既要体现出孩子活泼、生动的特色，也要尽量简洁大方，易于孩子穿脱。

闻

选购童装时，妈妈们一定要仔细闻一闻，如有刺鼻的异味，则有可能是PH值超标或是服装生产后在整理过程中有染料遗存等内在质量问题导致的。

问

选购时，不仅要向导购询问价格，更要问清楚服装的面料成分，建议选购具有透气性强、散热性好、吸湿等特点的纯棉童装。

摸

这主要考查面料的质量，如果摸上去手感粗糙，且质感较硬，妈妈们就尽量不要购买，这样的面料，宝宝穿起来会不舒服，甚至还可能存在安全问题。

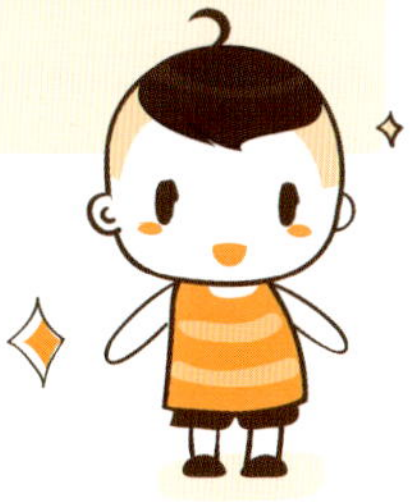

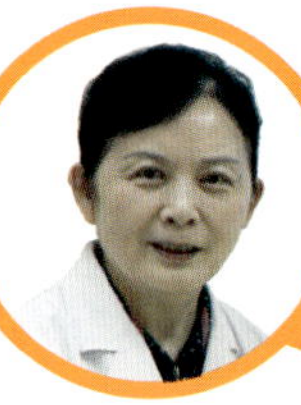

医生的叮咛：童装选购注意事项

王玉玮 山东大学齐鲁医院儿科教授

1. 面料：宜全棉，忌化纤

婴幼儿肌肤非常娇嫩，最好选择全棉面料，能柔软温和地接触宝宝肌肤，起到很好的保护作用，同时全棉面料具有很好的透气性，不会妨碍汗气的蒸发。而化纤面料往往较硬，容易刮伤宝宝皮肤，且它不易蒸发汗气，有些还可能会引起宝宝皮肤过敏。

2. 颜色：宜淡色，忌鲜艳

童装，特别是内衣，其颜色应尽量选择淡色系的。颜色很鲜艳的布料往往都含有相对多的染色剂残留，容易导致宝宝患皮肤病，因此选择时应慎重。同时也应注意，一些过于发白的衣料其实是添加了对人体有害的荧光剂，这需要妈妈们在选择时加以辨认。

3. 做工：宜精细，忌粗制滥造

衣物的制作应精巧细致，缝合仔细，无赘余线头，这样才能保证宝宝穿着舒适，不被粗制的衣料刮伤。

4. 款式：宜宽松，忌紧绷

童装应以宽松自然的休闲服装为主，忌紧绷。宝宝好动，若穿的衣服过紧，将不利于他四肢的舒展和活动。同时应选择易穿脱的衣服，如夹克衫、开门襟的松身衣、连衣裙、背心等对年幼的孩子来说比较实用，三四岁大的孩子则可选择套头衫、运动服等。

开裆裤不适合已能爬、能走的孩子穿，尤其是女孩的尿道短，外阴部暴露后会引起尿路感染。男孩不宜穿拉链裤，以免不慎夹到生殖器的包皮。

妈妈经验谈

紫若秋芙

给宝宝选择面料舒适的衣服固然很重要，但我也很注意色彩的选择，比如：胖宝宝建议选择冷色调的童装，有收缩显瘦的作用，而偏瘦弱的宝宝则宜选择暖色的衣服，能给人一种向外扩展，充满活力的感觉。

瓜西西的小蜗牛

秋冬季给宝宝挑选线衣，建议选择开衫类的，易穿脱。而到了我家宝宝这样大一些的年纪，我会给她穿宽松点的小高领，既能护住颈咽部不着凉，也不至于领口太高，让她不舒服。

童鞋

童鞋分类及选购技巧

鞋，是宝贝迈稳人生脚步的重要保障，若选得不合适，容易干扰宝宝的足部发育，使足弓发育受阻，长此以往还会影响孩子的正常走路。按照宝宝的年龄来分，童鞋主要分为以下四类：

类别	年龄	说明
婴儿起步鞋	15个月前	婴儿刚出生没多久穿的鞋子，主要起保暖作用。 起步鞋的颜色不能太鲜艳，因为颜色鲜丽的材料可能含有重金属或者有毒化学物质。要注意检查线头，线头没处理好会缠住孩子的脚趾，容易造成脚趾头血液循环不畅，严重时甚至会导致溃烂。
幼儿学步鞋	15~24个月	宝宝学习站立行走时穿的鞋子。 学步鞋要求鞋面要软，鞋底应软硬适中。过硬的鞋子，宝宝走路容易累，太软的鞋子，宝宝走路容易扭伤。选择粘贴固定款鞋子最好，这个年龄段的孩子不会系鞋带，一旦鞋带散开就容易绊脚摔跤。
幼儿稳步鞋	24个月~5岁	孩子逐渐学会走路，开始上幼儿园时穿的鞋子。 稳步鞋的鞋底最好选择较硬的，因为宝宝需要经常穿脱鞋。同时注意鞋子的大小肥瘦，如果孩子脚太瘦，穿肥大的鞋子走路会不稳，甚至容易扭伤；如果孩子脚太肥，鞋子太小，就会挤压孩子脚部，造成不适，更有可能影响双脚的发育。
儿童走步鞋	5~12岁	一般是上小学后穿的鞋子。 选购走步鞋要注意保护儿童踝关节和足弓，考虑透气性。走步鞋鞋面要柔软适度，鞋后部要硬点，可保护踝关节，若太软容易崴脚。同时要注意鞋子中心的弯曲点，保证有足够的支撑力，才能起到保护足弓的作用。

童鞋选购要点

1 **宽松最好：** 不要买瘦小的，鞋子穿上要稍微宽松些，以能塞进一个指头为宜。因为儿童的肌肉和脚骨十分嫩软，童鞋太小会影响脚部肌肉和韧带的发育；太大又难以掌握重心，会影响孩子活动和行走的正确姿势。

2 **布鞋优先：** 孩子上小学前，应优先选择轻便、透气性好，穿着舒适的布鞋，最好不要买皮革的。因为学龄前儿童足部血管神经正在发育，穿皮鞋可能会压迫局部神经血管，影响脚趾、脚掌的生长发育。

3 **平底鞋为宜：** 不要选购脚跟部位厚实或分量太重的鞋子，以平底为宜。平底鞋有利于保护宝宝正常足弓，不易引起肌肉和韧带劳损。而带跟的鞋会使身体重心偏移，易产生屈膝、翘臀、弓腰等不良症状，太重的鞋则有可能引起宝宝脚踝和肌肉的损伤。

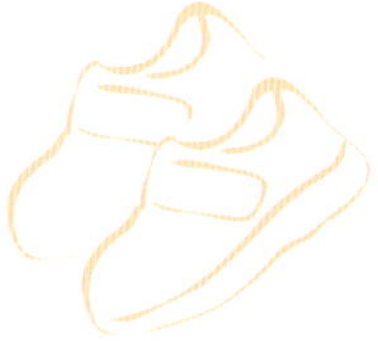

妈妈经验谈

秋叶静美

宝宝的鞋子洗湿后建议不要用烘干机、吹风机等快干的方法。我之前用这种方法，已经导致两双鞋子很快就脱胶、不能穿了。

橙子妈咪

帆布鞋清洗后不要在阳光下长时间暴晒，否则鞋面容易走形，甚至泛黄，尤其是白色的帆布鞋。晾晒时，我在鞋面上盖一张面纸，鞋子就不容易变黄啦。

单品类 TOP10

最受妈妈欢迎的童装童鞋

Annil/安奈儿

TOP1

Annil/安奈儿

做工精良　简约雅致　舒适安全

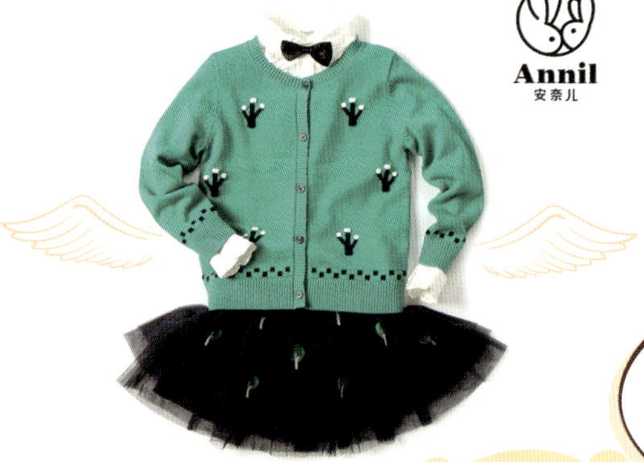

5696位 妈妈推荐

宝贝儿锐锐　宝宝2岁8个月

安奈儿的衣服每一针每一线都十分细致，买的羽绒服从来没有跑过绒，一个冬天就靠它，很耐穿。

柠檬味的幸福　宝宝3岁

我学服装设计的，觉得安奈儿的衣服非常棒，设计上不仅精巧，而且还注重孩子安全，一直向朋友推荐的品牌。

用料很安全，好口碑，价格实惠。

嘟嘟海豚
宝宝8岁4个月

GOODBABY/好孩子

TOP2

3744位 妈妈推荐

昕如妈妈　宝宝3岁10个月

我们家闺女的衣服，首选就是好孩子。好孩子的衣服设计简单，面料舒适，穿起来落落大方，十分漂亮!

吾家公主　宝宝2岁

好孩子的价格也很实惠，每一款的设计都很时尚，新衣服没有异味，质量没得说，无限回购。

老牌子，价位适中，设计时尚，穿着舒适。

Tera
宝宝7岁3个月

GOODBABY/好孩子

科学剪裁　面料舒适　经久耐用

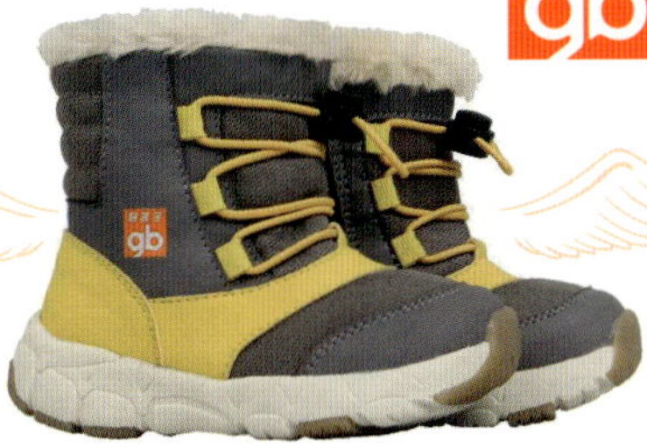

Carter's

TOP3

Carter's

风格可爱　剪裁得体　精选面料

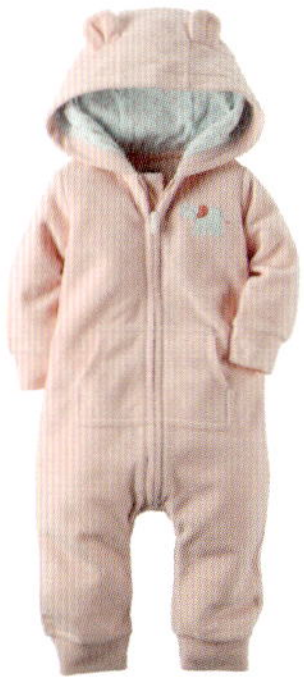

材质安全，可爱风格，做工细致。

葵画籽
宝宝8个月

3375位 妈妈推荐

桃宝麻麻　宝宝1岁半

Carter's婴儿服太专业了，纯棉的手感特别好，色彩淡雅，很安全环保。连体衣比例协调，宝宝穿着很舒适。

雪琪　宝宝4岁2个月

宝宝刚满月穿的就是Carter's，款式很多，卡通图案很可爱，每次买都是3~5件，超级喜欢!

Lucky Union/乐客友联

TOP4

Lucky Union/乐客友联

简约风　安全环保　科学剪裁

剪裁严格，舒适合脚，款式丰富。

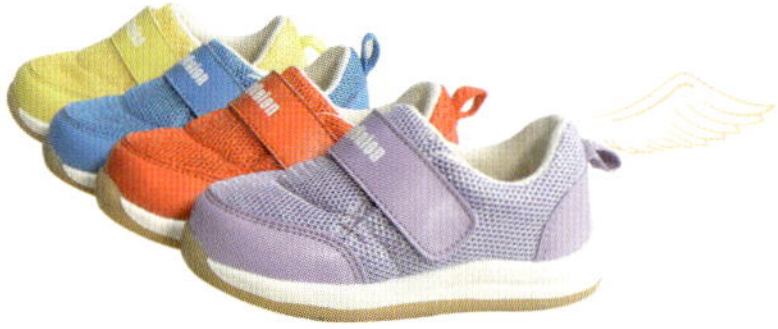

王梓妈咪
宝宝5岁1个月

2811位
妈妈推荐

Duty　宝宝3岁半　　大宝小时候一直穿他家鞋子，质量真的很赞，根据宝宝小脚设计，穿着舒服，样子设计也不错，第一眼就很喜欢。

泪洒罂粟花　宝宝4岁　　孩子的学步鞋当然要买好一些的，我会选大品牌的鞋子。穿品质好的鞋子，孩子走路才更稳一些，不会影响腿部发育。

DR.KONG/江博士

TOP5

DR.KONG/江博士

科学设计　个性化配垫　权威专业

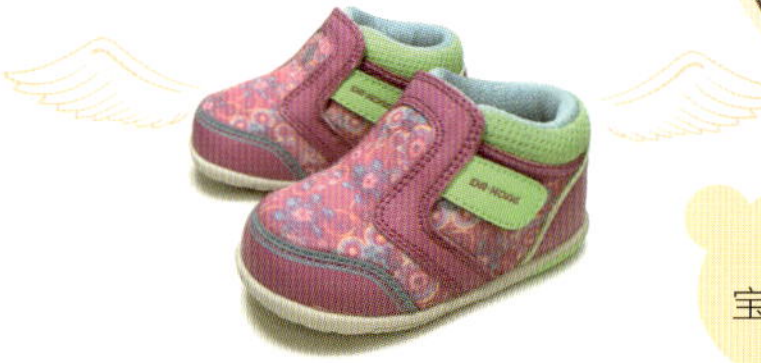

材质透气，款式好看，两个宝宝都穿的江博士。

多多米
宝宝1岁11个月

2372位
妈妈推荐

胖胖程　宝宝4岁5个月　　我家从学步前就穿的江博士，它的鞋底比较软薄，适合培养宝宝平衡感。江博士的鞋比一般的鞋内里空间大些，让宝宝的脚有生长空间。

聪明宝妈　宝宝2岁半　　在店里买江博士的鞋子，店员都会帮量脚长，推荐合适的鞋子。鞋子质量很好，真的蛮耐穿的。

Hello Kitty

TOP6

Hello Kitty

形象可爱　面料环保　品质做工

环保印花，无异味，卡通形象软萌可爱。

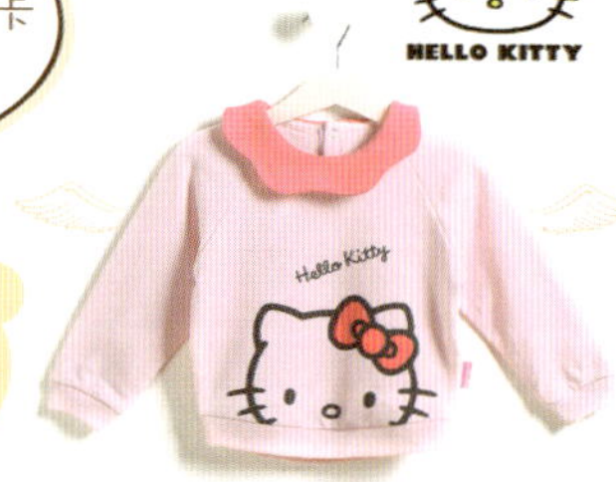

时光似泽
宝宝1岁4个月

2119位
妈妈推荐

静夜听雪　宝宝3岁4个月　　Hello Kitty的衣服做工很好，面料柔软舒适，洗过以后不变形不起球，环保印花，时尚优雅。

心酸　宝宝2岁　　我家是女宝，很喜欢给她买这个牌子的衣服。设计可爱，料子很舒服，这也是我选孩子衣服的关键。

TOP7 Balabala/巴拉巴拉

Balabala/巴拉巴拉

高端面料　做工精致　设计美观

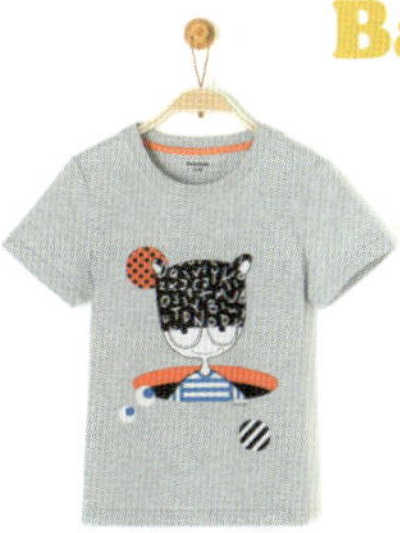

2074位 妈妈推荐

妍宝宝　宝宝2岁2个月　　大牌子，宝宝有好几套，有的穿小了还是好好的，不掉色，不起球，特别喜欢他家的上衣类。

TOP8 BOBDOG/巴布豆

BOBDOG/巴布豆

面料亲肤　剪裁合理　安全设计

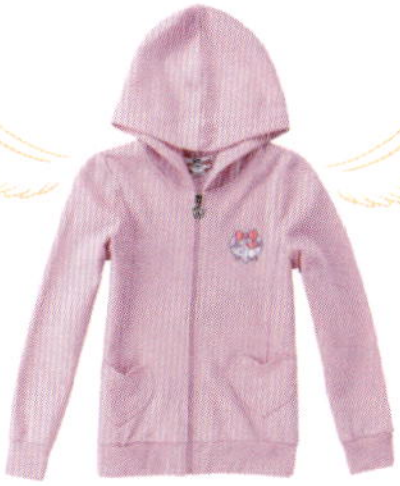

1855位 妈妈推荐

昱轩宝妈　宝宝3个月5天　　知名的童装品牌之一，价格不算高，质量却不差。不少衣服版型都很好看，值得购买。

TOP9 ABC KIDS

ABC KIDS

轻便透气　防臭防滑　舒适软底

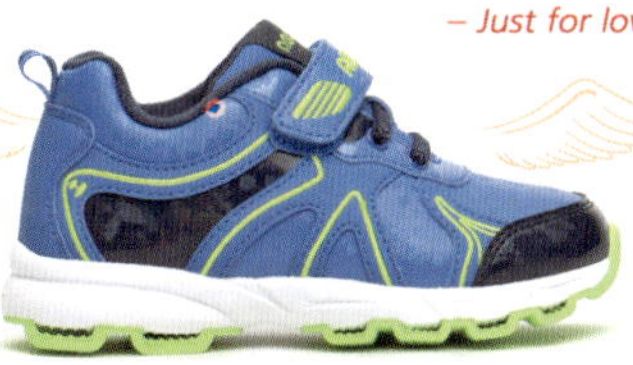

1816位 妈妈推荐

baliang　宝宝5岁3个月　　运动鞋颜色亮丽，符合小朋友活泼可爱的特点。鞋面透气不闷脚，鞋垫厚度适中有弹性，宝宝穿着很舒服。

TOP10 M&S/马莎

M&S/马莎

简约自然　时尚雅致　材料环保

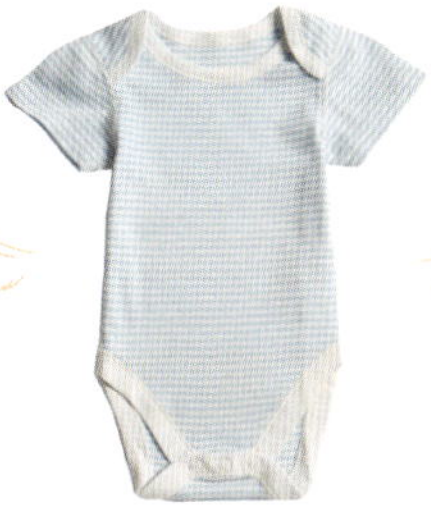

1437位 妈妈推荐

啸啸妈　宝宝8个月　　马莎的宝宝爬行服对于学爬的宝宝是很不错的选择，宝宝在爬行中不会把衣服爬到肚脐以上哦。

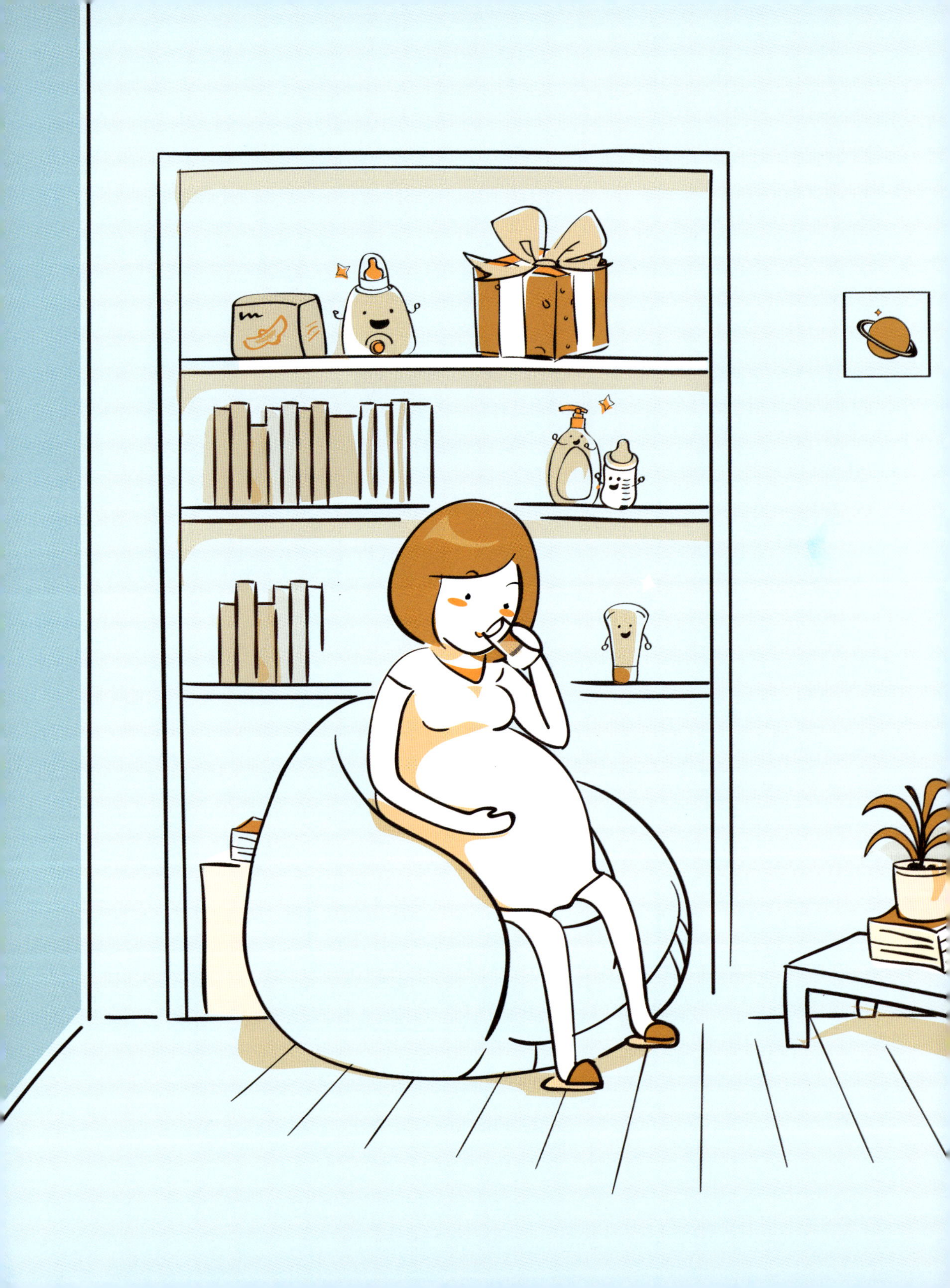

妈妈用品必备清单

从备孕到生娃，是女人到母亲的一个“蜕变”过程。无论是女汉子还是白富美，在面对生育这件大事时，都要变成细心的软妹子，悉心爱护自己的身体。然而，身边热心的亲朋好友会给你各种“友情提醒”，很多平时的生活用品似乎都不能再使用。那么，究竟哪些用品才是妈妈的最佳搭档呢？

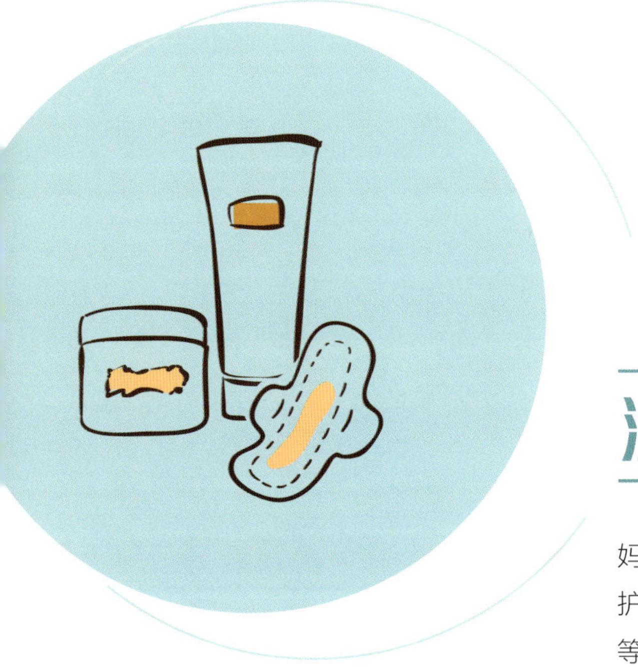

洗护用品

妈妈洗护用品一般是指一些常见护肤品、卫生护理用品、漱口水等。和妊娠前不同，孕妈和哺乳期妈妈对于这类用品的品质要求更严格，一些含有不利于胎儿或宝宝发育的产品不宜继续使用。

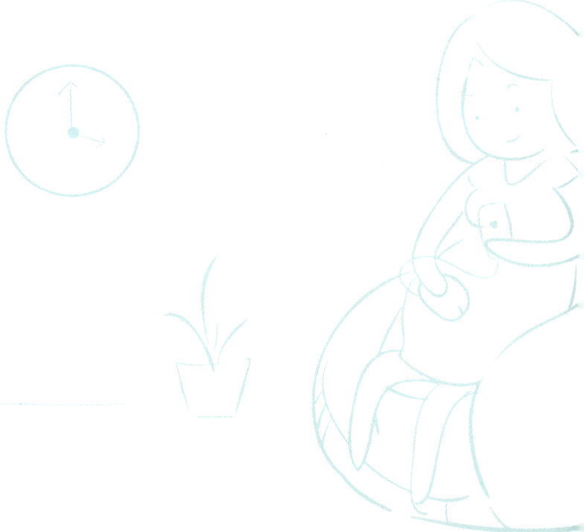

护肤品

孕期到产后哺乳期，由于体内经历了明显的激素变化，妈妈的皮肤往往容易出现干燥、暗黄、敏感等问题。此时，对皮肤进行护理是十分必要的。

妈妈护肤品选购要点

清洁

孕妈肌肤娇弱，选用**温和的洁面产品**清洗面部，是护理的第一步。

保湿

孕期妈妈的皮肤角质层会增厚，使得面部干燥，更易老化。因而在清洁后应选用**天然植物类护肤品给肌肤“喝水”**，同时也能预防痘痘。

防晒

孕妇的肌肤对光更敏感，所以外出尤其需要注意防晒。**使用遮阳伞、防晒服等产品进行物理防晒的同时，也需使用孕妇专用防晒霜。**

控斑

孕期不宜使用含铅、汞的美白产品，但有些孕妇在孕期身上会出现难看的色斑，同样可以选用**成分天然的产品以控制色斑的发展。**

祛妊娠纹

随着孕中后期胎儿的迅速长大，妈妈的大腿、臀部以及腹部很容易长出难看的妊娠纹。妈妈可在孕中期开始使用天然、有机的**孕妇按摩油预防和减少妊娠纹的产生。**

妈妈护肤品禁忌成分

孕妇护肤品是指不含重金属、酒精、激素、矿物油、化学防腐剂和化学香料，对胎儿和孕妇无伤害的护肤品。包装成分表中常见含以下几种成分的护肤品，尤需注意，切勿使用：

成分	不良影响
水杨酸	水杨酸主要出现在祛痘类的护肤品中，大量使用会致胎儿畸形。
过氧化苯	过氧化苯主要也是出现在祛痘护肤品中，动物实验显示也有致畸胎性。
维A类	包括维A酸、维A脂及维A醛。维A脂和维A醛在皮肤内都可转化成维A酸，而维A酸会增加胎儿的致畸率。
AHA果酸	主要存在于去角质的护肤品中，同样会影响胎儿发育。
精油类	很多精油有通经、引起宫缩的效果，对胎儿不利，应避免使用。

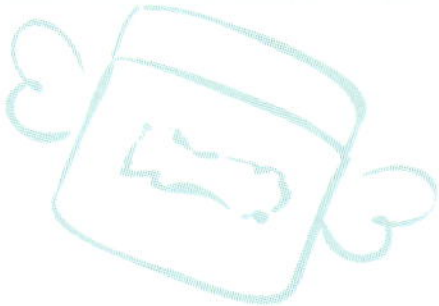

妈妈经验谈

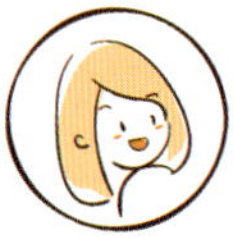

默语姑娘

孕中期时就要坚持涂抹防妊娠纹霜，保持肚子上皮肤的滋润，防止妊娠纹的生长，等有了妊娠纹再涂抹，就很难去除了。

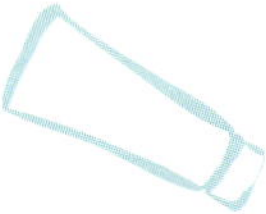

生完孩子当了妈，瞬间觉得自己老了10岁。所以，以前的化妆品就尽量不要用了，但保养一定要有，一些孕妇专用的精华必须用，紧致锁水提拉面部肌肤。

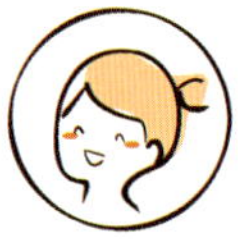

小熙妈咪

产后卫生巾

分娩后，产道会不断流出如月经一般的血状分泌物，被称作恶露。恶露一般持续三周左右，由量较多的血液逐渐变成黏液，属于正常的生理现象。因此，产后的妈妈们都需要用到产妇卫生巾。

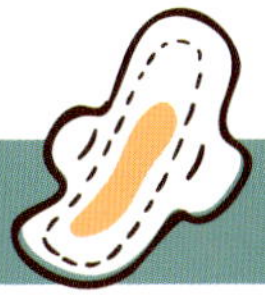

产妇卫生巾与一般卫生巾区别

产妇的生理状态和普通女性完全不同，而大多数产妇都不知道，使用产妇专用卫生巾可以减少生殖道感染的几率。相比普通卫生巾，产妇卫生巾有以下几个区别：

	产妇卫生巾	普通卫生巾
目的	吸收恶露	吸收经血
材质	棉状纸浆和高分子吸收体	棉、不织布、纸浆或以上材质的合成纤维
功能	可监测恶露	无法监测
舒适度	针对产妇需求设计，更长、更柔软透气	有侧边设计，但容易摩擦大腿内侧的鼠蹊部，引起不适

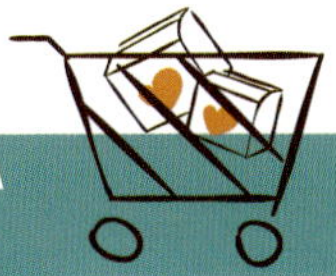

产妇卫生巾选购要点

产妇卫生巾针对产妇的恶露设计，但随着时间的推移，恶露的颜色和量都会改变，因而妈妈也需要根据实际情况选择合适产品：

恶露性状	持续时间	产妇卫生巾使用指南
血性恶露	产后3~4天	L号卫生巾与产褥用卫生裤配合使用，以应对大量血性恶露
粉色浆液恶露	产后5~10天	M号卫生巾与产褥用前开内裤配合使用
黄、白色恶露	产后10~21天	S号或Mini号卫生巾与产褥用前开内裤配合使用

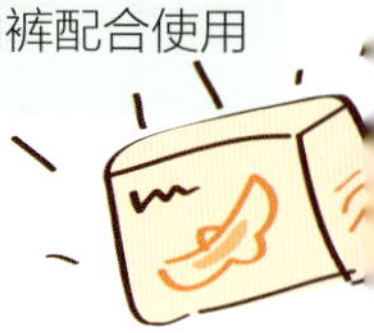

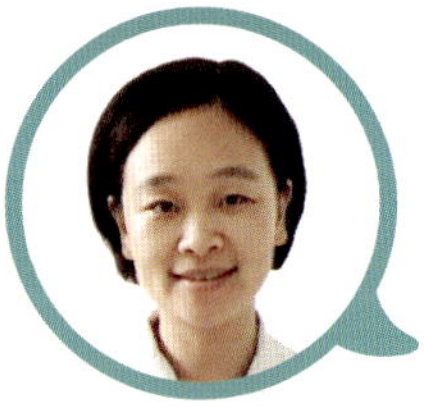

医生的叮咛：产妇卫生巾使用注意事项

黄海梅 南京市医学会妇产科分会委员

1. 产妇卫生巾也分S、M、L号，但其与妈咪体型无关，只和排出恶露的量的多少有关。
2. 顺产侧切过的妈咪不建议使用产妇卫生巾，以免不透气影响伤口恢复。
3. 孕妇卫生巾也分干爽网面和棉柔面。皮肤敏感的妈咪，建议用刺激更小的棉柔型产妇卫生巾。夏季使用棉柔型产妇卫生巾需注意更换频率。

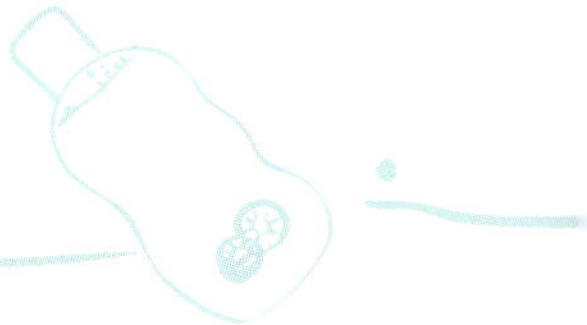

漱口水

月子期，新妈妈们体内的激素水平高，再加上进食频繁，长时间卧床，口腔易充血，此时的牙龈更为娇嫩，需要倍加呵护。建议随身携带一瓶漱口水，在每次用餐完毕后及时漱口，时刻保持口腔内的清洁卫生，预防牙周炎。

漱口水选购要点

1. **选择带有小量杯的漱口水。**这样的漱口水每次可按刻度使用，取用卫生方便。
2. 建议**选择果味的漱口水。**果味漱口水相对温和不刺激，且味道更易接受。

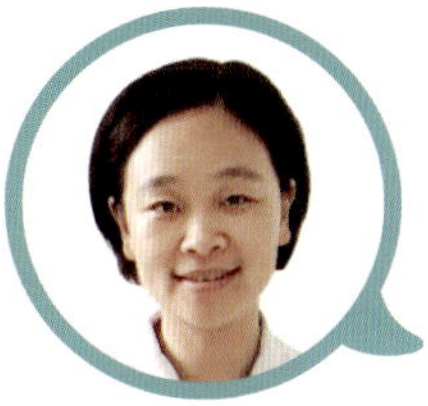

医生的叮咛：妈妈口腔护理要点

黄海梅 南京市医学会妇产科分会委员

1. 单使用漱口水无法保证牙齿残垢能被完全清除，仍需每日早晚使用软毛牙刷清洁牙齿。
2. 适当做上下叩齿动作。这样不仅能增强牙齿的坚固性，同时可增加口腔唾液分泌量，其中的溶菌酶具有杀菌、洁齿作用。
3. 孕前建议进行口腔检查，彻底洗牙。若发现有龋齿、牙龈炎、牙周炎，应及早治疗。
4. 口腔炎、口角炎，可适量补充维生素B_2；牙龈出血，需多吃含维生素C的食物。
5. 拔牙时间可选择在孕3个月后至7个月前进行。否则孕3个月前拔牙，容易加重孕吐，甚至诱发流产；而怀孕7个月后，因身体行动不便，也有致流产的可能。

单品类 TOP10

最受妈妈欢迎的 洗护用品

MOM FACE/亲润孕妇专用豆乳洁面乳

TOP1

MOM FACE/亲润

参考价 69元　规格100g

泡沫丰密　不紧绷　成分天然　清洁力佳

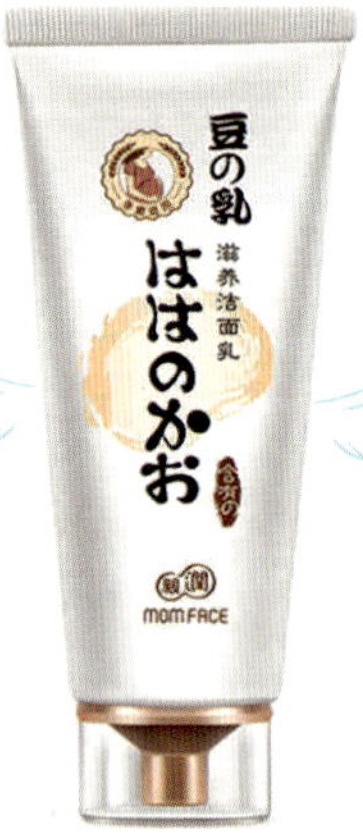

5814位 妈妈推荐

宝贝儿锐锐　孕8个月

亲润洗面奶洗过之后，脸上洁净不紧绷，感觉清洁皮肤的同时能锁住水分，洁面后非常舒适，孕期用到现在。

酷妈靓仔　宝宝3个月

是孕妇专用的护肤品，不含影响宝宝成长发育的不良成分。专业品牌，洗面奶配方也更加安全。

气味清淡，含有天然护肤酵母成分，高性价比。

甜甜圆圈圈
宝宝2岁

Kaili/开丽产妇专用卫生巾

TOP2

3772位 妈妈推荐

柯维亚公主　宝宝9个月

这款卫生巾十分不错，是医生推荐的，吸收量大，同时十分柔软亲肤，用起来很舒服，不会刺激伤口。

红色高跟鞋　宝宝2个月

老牌子，口碑很好。最重要的是医用消毒过的，产后有伤口，当然是用消过毒的才放心。

Kaili/开丽

价格 39元/L　规格 8片

透气棉柔　立体防护　吸收量大　性价比高

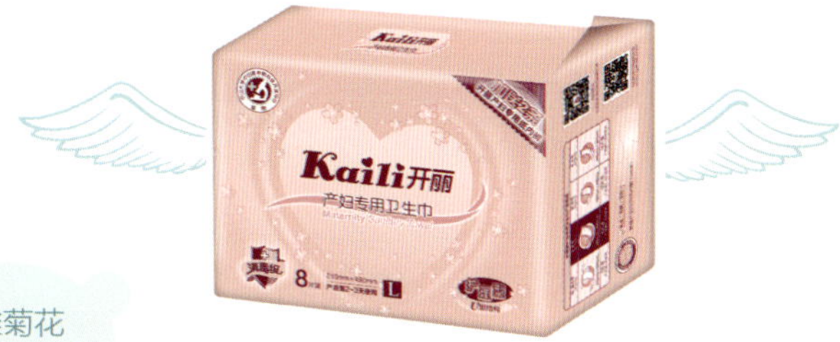

干爽，吸收很快，也是老品牌了，待产包必备。

小雏菊花
宝宝1岁1个月

Clarins/娇韵诗抚纹身体霜

TOP3

Clarins/娇韵诗

价格 540元　规格 200ml

成分天然　气味清淡　质地清爽

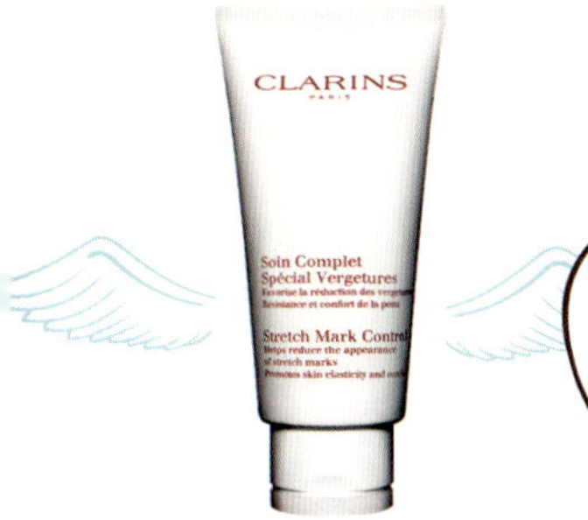

3238位 妈妈推荐

喵喵很爱吃鱼　宝宝1岁7个月

必须赞，我是双胎，三个月开始使用娇韵诗抚纹霜，宝宝出生前，腹围都达到117cm了，肚子也只有下面有一点点浅色的纹。

萌妈妈的法宝　宝宝4个月

用了的确没有花肚皮。霜很滋润，吸收快，气味闻起来也很舒服。

法国著名品牌，清爽吸收好，闺蜜力荐的体霜。

薄荷糖
孕9个月

LA MER/海蓝之谜精华面霜

TOP4

LA MER/海蓝之谜 价格 1450元 规格 30ml

吸收迅速 保湿滋润 温和不刺激 效果持久

2841位
妈妈推荐

阿里郎 宝宝3岁4个月 因为怀孕奢侈了一把。用起来很舒服，特别对于干性肌肤，滋润效果特别好，我敏感肌也觉得很温和。

一站相惜 宝宝2岁 法国知名大牌面霜，里面的神奇活性精萃成分的确名不虚传。用了一个礼拜，脸上痘痘就消了大半。

独特成分，吸收好，护肤效果明显，王牌面霜。

迷迷糊糊
孕6个月

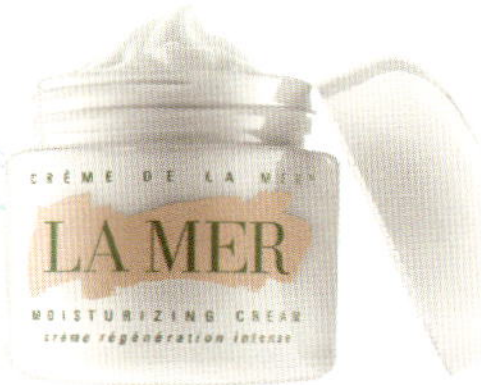

elsker/嗳呵妈咪保湿柔肤水

TOP5

elsker/嗳呵 价格 75.9元 规格 120ml

强效补水 温和不刺激 控油性佳 质地清爽

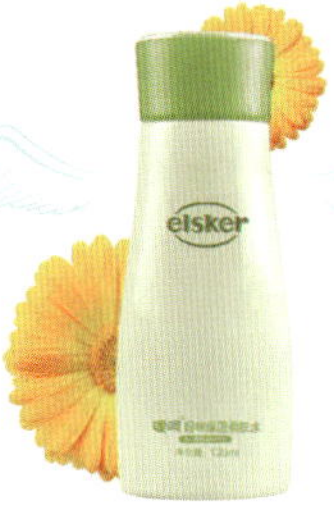

价格亲民，气味清新，油性肌肤也适用。

曼陀罗花
宝宝7个月

2108位
妈妈推荐

墨墨 孕2个月 瓶身小巧易携带，水质属于偏黏稠点的那种，但是涂上特别清爽！

蕊蕊妈咪 宝宝11个月 哺乳期和孕期一直用这个，温和不刺激。主要是补水功能特别好，适合孕妇和哺乳期妈妈。

Jurlique/茱莉蔻玫瑰衡肤花卉水

TOP6

Jurlique/茱莉蔻 价格 360元 规格 100ml

成分天然 气味清淡 保湿性佳

1895位
妈妈推荐

幸福的小蜜蜂 宝宝3个月 淡淡的玫瑰香。我是干性皮肤，用了几天，就觉得脸色滋润有光泽，秋冬季补水全靠它。

雪莲 宝宝5个月 茱莉蔻温和不刺激，喷两下再轻轻拍，水分很快就吸收了，不会感到黏腻。品牌主打天然理念，妈妈用着放心。

出门随身携带，质地清爽不黏腻，气味也很宜人。

泉水叮咚
孕5个月

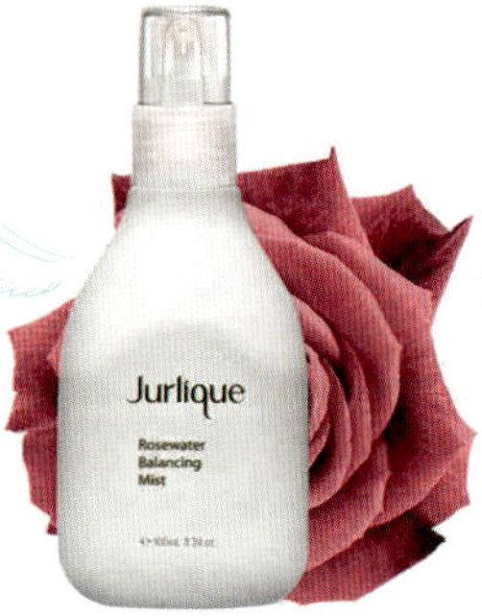

TOP7 lovology/全因爱孕妇护理橄榄油

lovology/全因爱　价格 68元　规格 150ml

温和滋润　持久保湿　进口原料

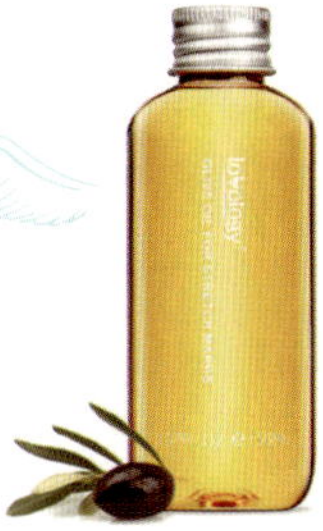

1726位 妈妈推荐

木头鱼爱吃猫　宝宝3岁半　　质地不油腻，我怀孕用的，只有很少的妊娠纹，肚皮上从没有痒过，应该就是它的功劳。

TOP8 Pigeon/贝亲妈妈漱口液

Pigeon/贝亲　价格 65元　规格 650ml

缓解口腔问题　温和无刺激　富含VC

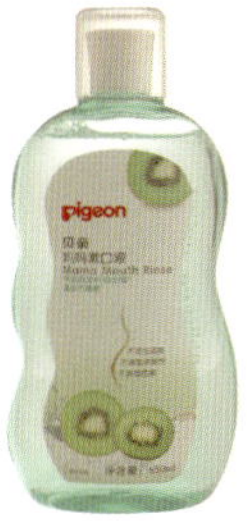

1677位 妈妈推荐

缘宝　宝宝1岁半　　对贝亲这个牌子很放心，用过之后真的很好，漱口时没有特别刺激的味道，很不错，值得推荐。

TOP9 十月结晶产褥期卫生巾

十月结晶　价格 15.5元　规格 10片

舒适透气　使用方便　性价比高

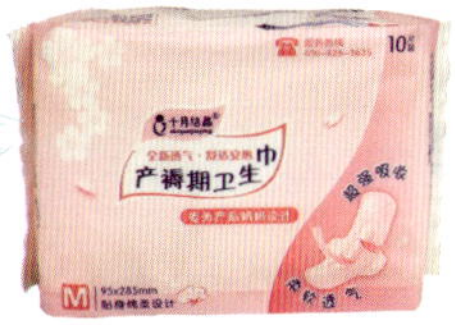

1566位 妈妈推荐

妡宝妈　宝宝8个月　　价格实惠，大大的一片，用着很安心，干爽舒适透气，吸水性也很好。

TOP10 SU:M37°/苏秘37°水漾清润套盒

SU:M37°　/苏秘37°　价格 800元　规格 一套

全面护肤　安全天然　深层滋养

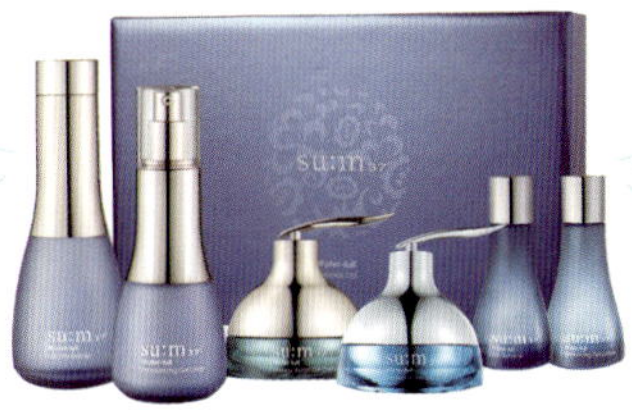

1521位 妈妈推荐

小小苑　宝宝6个月　　孕后期开始用，明显改善了脸部缺水现象。我的敏感肌肤用了没起痘，这套几乎满足了肌肤的所有需求。

哺乳用品

在生命最初的6个月，需要对婴儿进行纯母乳喂养，以实现婴儿的最佳生长和发育状态。随后，在满足宝宝不断发展的营养需要，添加辅食的同时，也应继续母乳喂养至2岁以上。当今社会快节奏的生活方式，给新妈妈大大增加了哺喂难度。而适当地使用哺乳用品不但能保证母乳喂养顺利进行，还能方便哺乳和减轻哺乳时的不适。

吸乳器

传统的手工方法在挤奶的过程中，奶液完全与空气直接接触，容易受到感染。吸乳器是一种可以帮助宝宝时时刻刻喝到母乳的辅助型工具，其在密闭的环境中操作，相对而言更卫生、方便，一般适用于尽管在坚持工作，但仍希望坚持给宝宝母乳喂养的妈妈。

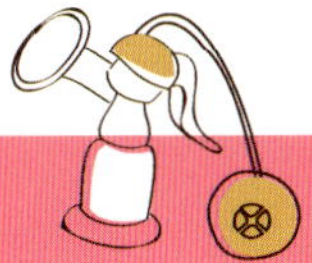

吸乳器分类、特征

吸乳器分为手动和电动两种类型，妈妈可以根据自身条件购买：

	电动型	手动型
款式	刺激奶阵和不可刺激奶阵；单泵和双泵	按压式、简易橡皮球吸方式和针筒式
价格	偏贵	经济实惠
便捷性	释放双手更省力，但难控制吸力，携带不便	使用较耗力，但可控制吸力，使用更舒适，携带方便
建议	职场妈妈，需忙里偷闲地从工作中挤出时间来吸乳，建议选择全自动吸乳器。	偶尔需要吸出一些乳汁，以便在外出时，让家人喂养宝宝，建议选择手动吸乳器。

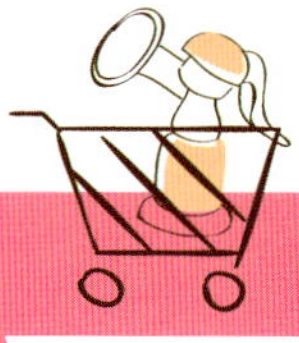

吸乳器选购要点

吸力要适宜

应选择吸力适宜的吸乳器。一般婴儿的吮吸压力在60~100mmhg之间，所以并不是吸乳器吸力越强越好。最好选择带有自动调节压力的吸乳器，这样新妈妈就可以依据自己的实际情况和感受调节使用。

舒适很重要

吸乳器应选择妈妈使用时感到舒适的，尤其是确保不会对乳头造成疼痛感，这点非常关键。

具有某些特殊功能

有些吸乳器上有一些特殊功能，如具有按摩乳房乳晕、调节吸力的显示功能和记忆功能等。还有的吸乳器可直接吸入配套储奶袋中，避免奶水污染，可以考虑购买此类产品。

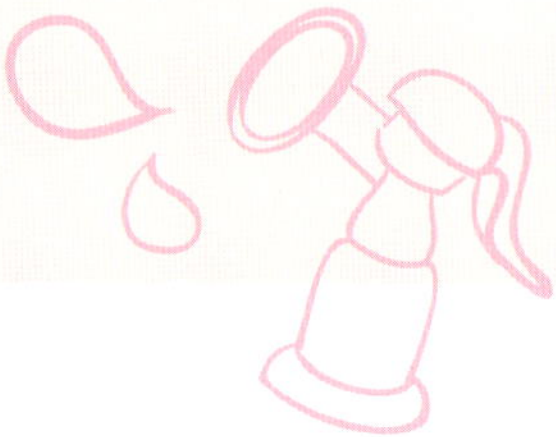

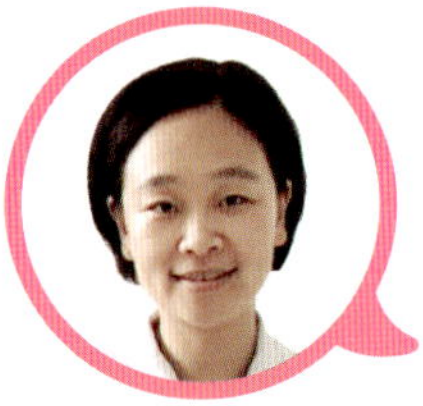

医生的叮咛：妈妈吸乳注意事项

黄海梅 南京市医学会妇产科分会委员

1. 准备吸乳前要先洗手，保持卫生。
2. 温和、放松的状态有利于乳汁的流出，需选择一个不会被打扰的悠闲时间。
3. 吸奶前可用热毛巾热敷乳房几分钟，并进行刺激乳晕的按摩，使乳腺充分扩张，有利于乳汁流出，且还能减轻疼痛。

4 按照符合自身情况的吸力，进行吸奶。

5 在乳房和乳头有明显疼痛感的时候，请停止吸奶。

6 已经冷藏超过72小时的母乳需要清理掉，另外也不要将冷藏的母乳和新鲜的母乳混合在一起喂哺。

7 请尽量充分排空乳汁，否则淤积时间久的乳汁可能会引起乳腺炎。

妈妈经验谈

星满妈咪

使用吸奶器要勤换边，两侧乳房交换着吸。我是每边各吸上两三回，这样能保证两侧的泌乳量一致，也不会导致乳房一大一小。

小阔麻麻

每次吸奶的时间尽量保持和每次母乳喂养的时间一致，一侧至少10～15 分钟。上班后我也坚持，每 2～3 小时就吸一次奶，每次单侧也至少要10～15 分钟，这样才能更好地模拟宝宝吃奶的频率，背奶更顺畅。

杨果妈咪

吸奶时心态要放松，我常常一边上网一边吸奶，看上几个网页后一瞧已经吸了好多了。要是一直盯着刻度线，反而不太容易吸出来。

防溢乳垫

哺乳期的妈妈在外出行时，难免遭遇渗乳尴尬，防溢乳垫正是为此而设。它的内侧通常使用高吸收的材料制成，将过量溢出的乳汁牢牢吸收，外侧的透气防水层还可以保证文胸的干爽，是妈妈必备贴身用品。

防溢乳垫的分类

防溢乳垫按使用方法可分为：可洗型、一次性型。

类型	优势	劣势
可洗型	环保经济，可反复使用，一般来说质地都具有亲肤透气的特点。	需要及时清洗，且奶渍的清洗不是非常方便。
一次性型	轻薄小巧，背面有固定位置的黏胶，使用和携带方便，一次性使用，无需清洗。	长期使用成本较高，皮肤敏感的妈妈可能会对某些材料过敏。

不同材质的防溢乳垫间也存在着差异：

材质	优点	缺点
全棉	吸水性佳、亲肤透气	需及时清洗
拉绒棉	柔软舒适、吸水量大	略厚、有掉絮情况、价格高
无纺布	干爽、透气	需勤换
涤纶	清洗方便、价格实惠	不透气
高吸收聚合体	贴身、透气性强、价格实惠	需及时清洗

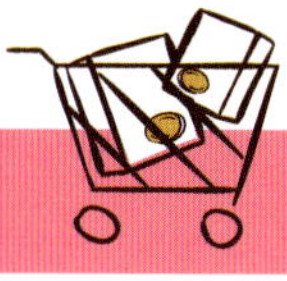

防溢乳垫选购要点

柔软舒适 防溢乳垫是妈妈的贴身用品，因此一定要选择材质足够柔软亲肤的，以防引起瘙痒不适甚至刺痛。

吸收力强 吸收力是防溢乳垫最主要的考量标准，最好选择设计有4条锁水槽的防溢乳垫，其吸水性更强，不易渗漏。

防滑胶带数量多 尽量选择有两条及以上防滑胶带的乳垫，以避免因乳汁吸收太多而自动滑落的尴尬场面。

透气效果好 在锁水之余，防溢乳垫还应具备良好的透气性能，使乳房部位的皮肤能够自由地“呼吸”。如若长期置于闷热潮湿的环境下，乳房肌肤很容易生皮肤病。

一次性无纺布包装 最好选择一次性的无纺布包装的防溢乳垫。不少防溢乳垫采用可重复使用的塑料包装，更易滋生细菌，既不卫生也不环保。

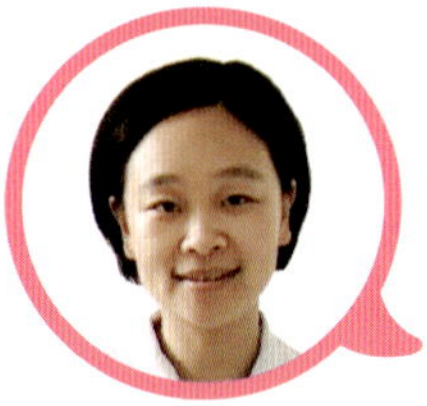

医生的叮咛：防溢乳垫使用注意事项

黄海梅 南京市医学会妇产科分会委员

1. 乳汁营养高，更易滋生细菌，所以每3～4小时需更换一次防溢乳垫。
2. 乳垫应存放于干燥阴凉处，避免阳光直射。
3. 在给宝宝喂奶前，用温水清洗乳头保证卫生，再进行哺喂。

单品类 TOP10

最受妈妈欢迎的 哺乳用品

PHILIPS AVENT/飞利浦新安怡自然韵律科技双边电动吸乳器

TOP1

PHILIPS AVENT/飞利浦新安怡

参考价 2299元　型号 SCF303/01

模拟婴儿吸吮　交替吸乳　智能记忆　多档模式

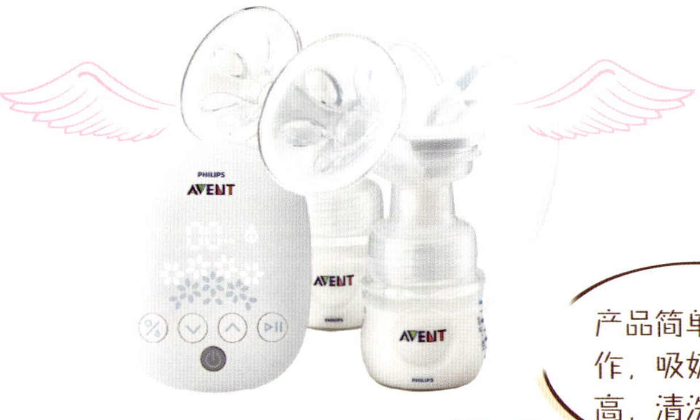

产品简单容易操作，吸奶效率很高，清洗方便。

鼠宝宝csy
宝宝10个月

8439位 妈妈推荐

高兴妈妈　宝宝1岁

喜欢这款产品的静音效果，虽然有马达，但声音很轻，而且马达使用寿命长，能用到生二胎，这样算性价比就很高了！

蔚蓝9999　宝宝1岁半

这个双边吸乳器用起来就像宝宝在吸乳一样，很舒服很柔和，操作方便多了，背奶必须要选择飞利浦新安怡。

Pigeon/贝亲防溢乳垫

TOP2

4449位 妈妈推荐

青梓檬mama　宝宝3个月
乳垫印花上面有很多透气槽，这样用起来很透气，可以有效地保证排出湿气，在和内衣乳房的贴合度上也很合适牢固。

木头人Q　宝宝4个月
这次产后，已经用掉两大包贝亲防溢乳垫了，乳垫还有收边的，用起来很薄，很舒适。

单个独立包装，棉质柔软，吸水性强，不回渗。

贝儿麻麻
宝宝6个月

Pigeon/贝亲
参考价 122元　规格 120片

舒适贴合　棉柔触感　持久干爽

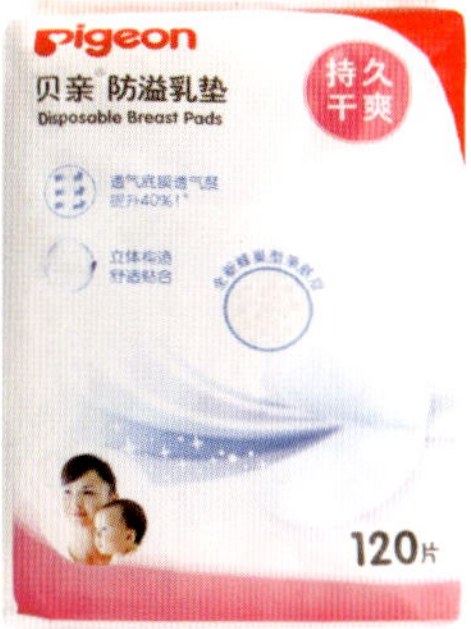

Kaili/开丽极薄防溢乳垫

TOP3

Kaili /开丽
参考价 69元　规格 72片

纤薄设计　瞬吸干爽　细腻亲肤

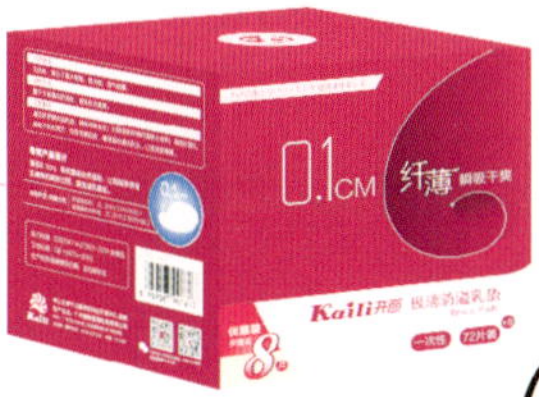

2743位 妈妈推荐

柠檬味的幸福　宝宝2个月
很好用，垫着比较方便，比较舒服，喂奶不再溢奶，内衣干爽，是一款值得购买的产品。

精灵泪169　宝宝3个月
透气性比较好，也比较薄，用起来没有憋闷感，胸部不会被束缚。还有蕾丝花边，设计非常贴心，视觉效果也很好！

只有0.1cm厚，很薄，戴上和没戴感觉一样。

蛹蝶
宝宝7个月

NUK超薄干爽防溢乳垫

TOP4

NUK　参考价 29元　规格 24片

轻薄舒适　模拟乳房造型　背胶设计

德国品牌质量保证，贴合乳房，轻薄透气。

依依悠悠
宝宝5个月

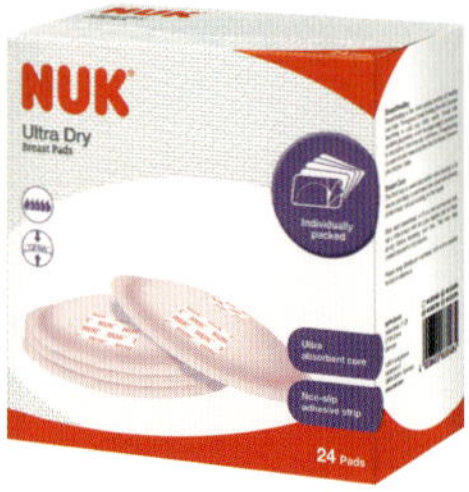

2695位
妈妈推荐

顺心快乐幸福　宝宝8个月　　超薄干爽防溢乳垫，柔软吸收快，出门不用担心奶水渗透的尴尬局面。贴附牢固，拆卸也很方便。

如果我是红太狼　宝宝3个月　　乳垫很轻薄，几乎感觉不到它的存在，但吸水性很强，很透气，再也不用担心弄湿衣服了。

Rikang/日康魔术手电动吸乳器

TOP5

Rikang/日康　参考价 489元　型号 RK-M1001

防逆流　紧密贴合　方便易用

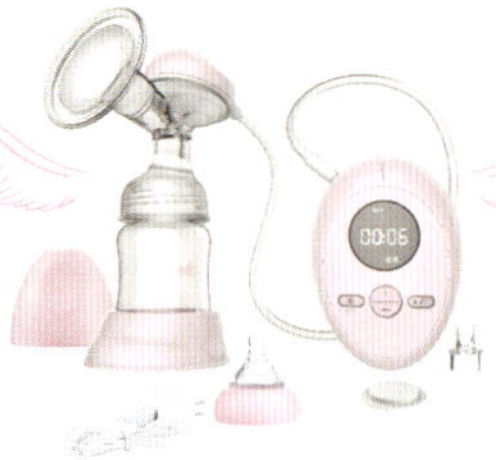

颜值超高，性价比也高，好用易操作。

小米儿
宝宝11个月

1629位
妈妈推荐

小糖豆豆　宝宝1岁半　　首先颜值非常高，唯美小清新的风格，很适合初为妈妈的人使用，感觉萌萌哒！

哲哲妈咪　宝宝1岁　　质量又好，价格又实惠。吸力调节很到位，按摩效果也很好，超级喜欢。

子初防溢乳垫

TOP6

子初　参考价 58元　规格 100片

海量瞬吸　植物纤维　干爽透气

材质好，质量放心，吸水性超大，性价比高。

迷你徐
宝宝3个月

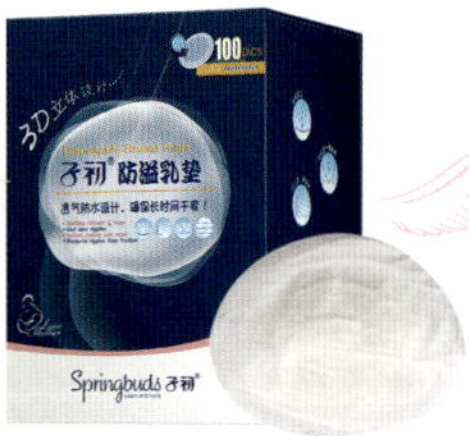

1584位
妈妈推荐

辣妈阿甜　宝宝12个月　　子初家的防溢乳垫满足我的全部需求。它吸收量大很透气，利于穿戴的设计，戴上真的看不出来！

球球小青蛙　宝宝8个月　　子初防溢乳垫，超柔软，吸水性超强，不外漏，不变形，无异味，宝妈的贴心好助手。

TOP7 十月结晶防溢乳垫

十月结晶 参考价 29.9元 规格 100片

3D防漏 瞬间吸收 超大背胶

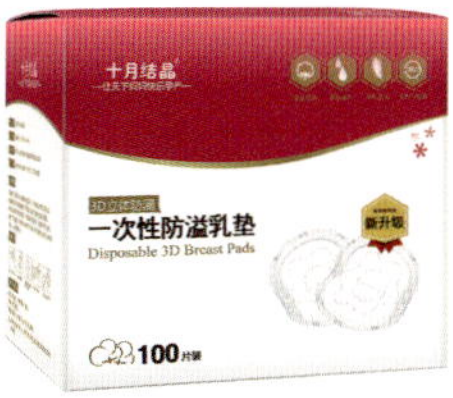

1561位 妈妈推荐

糖果妈妈 宝宝5个月 十月结晶防溢乳垫不错，不会外漏，用起来也很方便，而且还是独立包装，觉得很卫生。

TOP8 Goodbaby/好孩子防溢乳垫

Goodbaby/好孩子 参考价 99元 规格 132片

超柔触感 清爽透气 均匀吸收

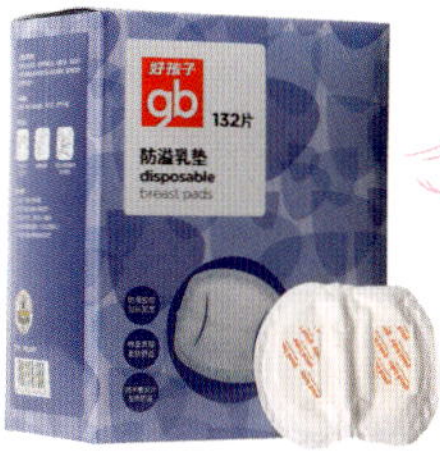

1397位 妈妈推荐

Lulu太太 宝宝2个月 这款乳垫不是很厚，不过吸收力非常地强大，覆盖面很大，可以牢牢固定在内衣上，材质也十分柔软。

TOP9 Huilun/小白熊母乳储存袋

Huilun/小白熊 参考价 89元 规格 30片*3盒

纳米抑菌 温度感应 加强防漏

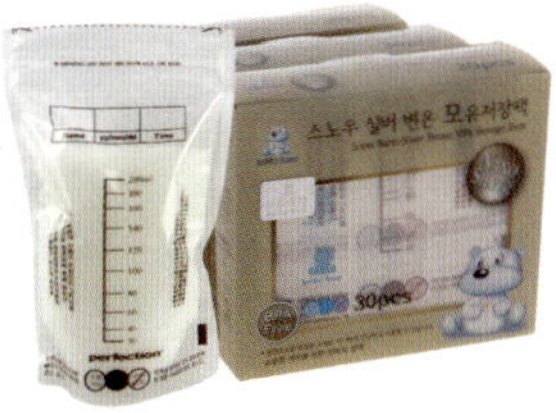

1373位 妈妈推荐

小贝点心 宝宝3个月 小白熊存储袋使用方便，记录时间方便，刻度也准确，一点也不漏奶，韩国进口的，质量放心。

TOP10 IVORY/爱得利防溢乳垫

IVORY/爱得利 参考价 23元 规格 28片

有效防渗 贴身舒适 立体造型

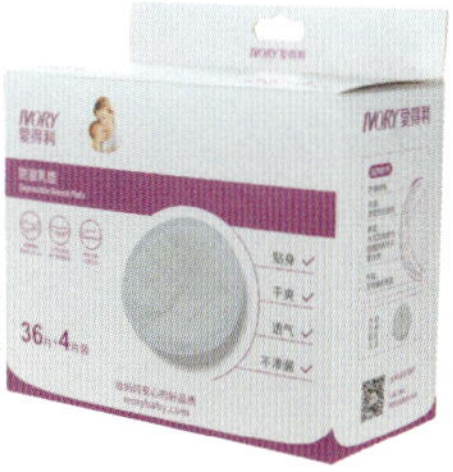

1371位 妈妈推荐

心语悠扬 宝宝2个月 独立小包装很卫生，最重要的是防溢效果顶呱呱，超强的吸水分子能迅速吸收溢出的乳汁，时刻保持干爽。

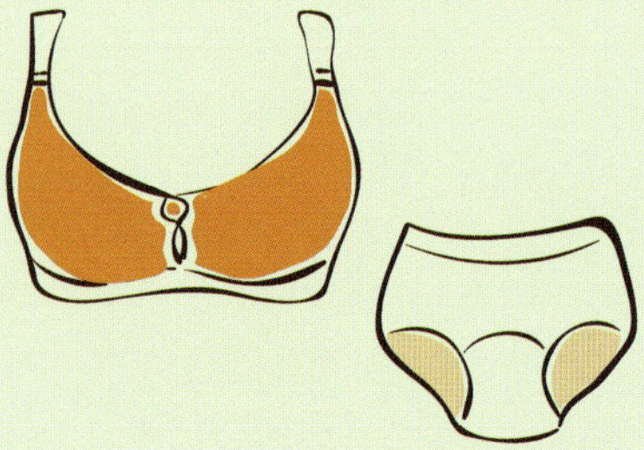

穿着用品

处于孕产期的妈妈，身体各部位会发生明显的变化，而日常使用的内衣已经不再合身，亦或是不方便哺乳。这时候在穿着用品的挑选上，妈妈就需要开始使用孕产期专用的哺乳文胸和孕产内裤。

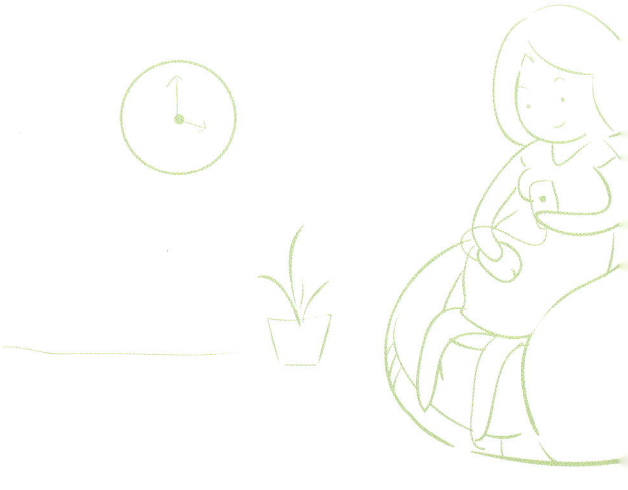

哺乳文胸

哺乳文胸，顾名思义，是专为正处于哺乳期的女性准备的文胸。产后使用哺乳文胸，会给乳房坚强有力的支撑和扶托，进而促使乳房血液通畅循环，这对促进乳汁的分泌和提高乳房的抗病能力都有好处，也能保护乳头免受擦伤和碰疼。

文胸种类选择

全开口式

这类文胸在孕期和哺乳期穿都很方便，喂奶时把肩带解下即可。

开孔式

这类文胸遮蔽性较强，将罩杯打开时并不会将乳房完全暴露，只会露出乳头、乳晕和周围皮肤。

前扣式

它的扣钩在胸前，妈妈只用一只手就能解开，利于哺乳。但是它的支撑力相对较低，塑形不好。

交叉式

其没有背扣，采用交叉式设计，优点在于能温柔地包裹胸部。款式宽松，能减轻肩膀的负担。

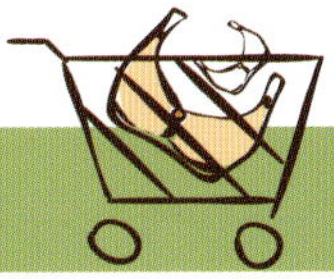

哺乳文胸选购要点

1. 面料舒适。哺乳文胸应舒适、质轻、吸汗、透气，面料最好选择较薄有弹性的纯棉针织面料。

2. 肩带要宽。应选择肩带方向垂直且宽度较大的文胸，这样有利于减轻乳房给肩部带来的压力，同时文胸下围底部也应稍宽些。

3 无钢托。尽量选择没有钢托的文胸，其质地软，可以减少对乳房的压迫，利于乳房部位的淋巴回流，减少乳腺癌的发病几率。

4 购买数量。建议至少准备三个哺乳文胸，一个穿戴，一个换洗，一个备用。

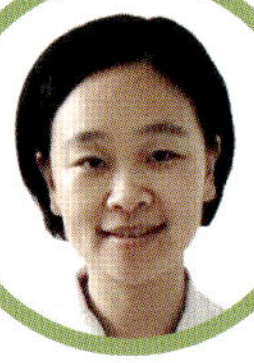

医生的叮咛：哺乳文胸使用注意事项

黄海梅 南京市医学会妇产科分会委员

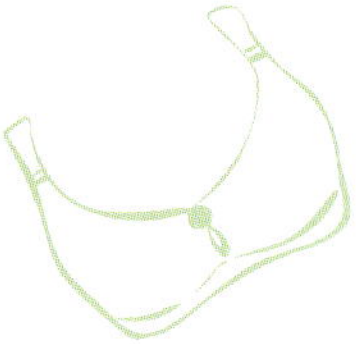

1. 哺乳文胸的面料应以宽松为主

穿太过紧身的内衣，会压迫乳房，影响到血液的流通，引起乳痛，所以尽量选大一号的文胸。

2. 选择纯棉材质的文胸

纯棉内衣是产后内衣的最佳选择，纯棉内衣可减少纤维尘粒进入乳腺导管，避免影响乳汁的分泌。

3. 选择简约款无装饰的文胸

喂奶时，宝宝娇嫩的肌肤也会接触到内衣，所以哺乳内衣也需要保证手感轻柔，才不会蹭伤宝宝。

4. 优先选择浅色系的文胸

浅色系文胸不会有褪色的情况，此外，还可以通过渗乳的颜色观察乳汁的分泌情况。

5. 要及时地更换、清洗

保证文胸的定期消毒杀菌，保证给宝宝哺喂的卫生。

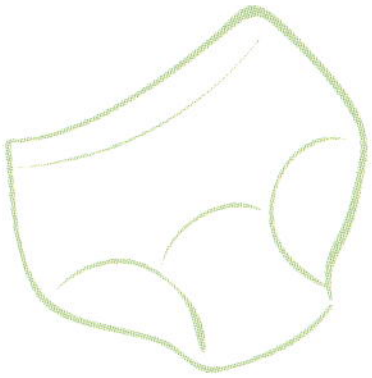

孕产内裤

孕3个月后，由于胎儿的发育及包围子宫的保护性脂肪层加厚，准妈妈的腹部明显隆起，腰围逐渐变粗。此时，就要暂时告别时尚性感的普通内裤了，尽快换成棉质的孕妈专用内裤，避免腹部受压影响宝宝的正常发育。

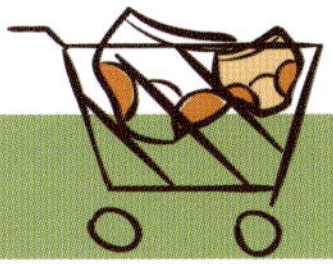

孕产不同时期内裤选购要点

买低腰内裤还是高腰内裤一直是孕妈之间常常讨论的问题，其实只要穿着舒适就都是好的。那么，面对孕期产后体型的变化，可以做哪些选择呢？

时期	身体特征	款式选择	建议数量
怀孕初期	皮肤变得敏感	纯棉材质普通内裤	2~3条
怀孕中期	腹部开始慢慢隆起	面料弹性佳且保暖的包腹式内裤	3~5条

时期	身体特征	款式选择	建议数量
怀孕后期	腹部增长迅速，容易腰酸、背痛分泌物增多	带有托腹功能、抗菌的高腰孕妇内裤或产妇专用生理裤	2~3条
产褥期	分泌物增多，伴有恶露，容易弄脏内裤	生理裤或一次性免洗棉质内裤	3~5条
产后恢复期	腹部松弛，无法迅速复原	有塑身托腹功效的产后塑身内裤	2~3条

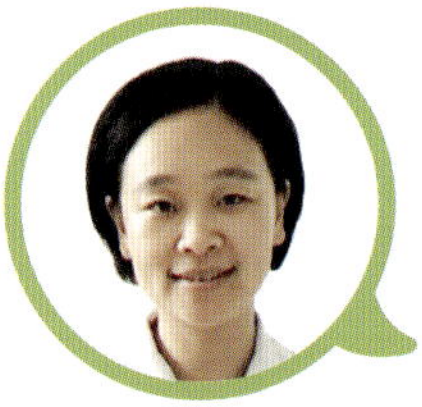

医生的叮咛：孕产内裤使用注意事项

黄海梅 南京市医学会妇产科分会委员

1. 每天需要及时清洗更换。过夜的内裤容易滋生细菌，更难清洗。
2. 尽量手洗。建议用拇指与食指捏紧，仔细揉搓，可以保证清洗干净、彻底。
3. 最好使用专用器皿和杀菌效果好的内衣皂清洗。
4. 洗净的内裤勿直接暴晒。可在阴凉处吹干，再置于阳光下消毒，避免面料发硬、变形。
5. 不建议使用一次性内裤。如有需要，请使用棉质一次性内裤。

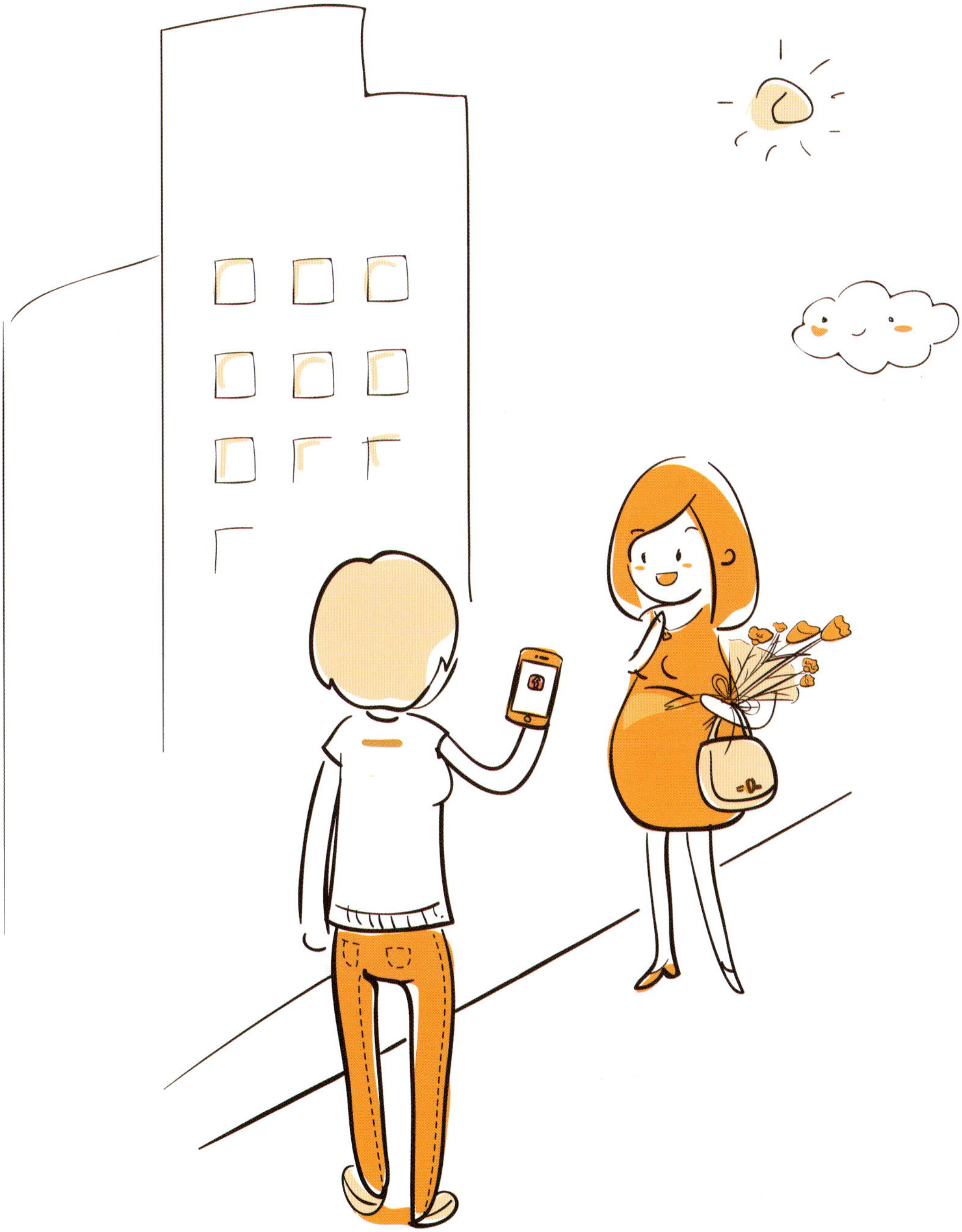

单品类 TOP10

最受妈妈欢迎的穿着用品

Octmami/十月妈咪前开扣哺乳文胸

TOP1

Octmami/十月妈咪

参考价 168元

上开扣设计　无钢圈　无勒痕　加宽肩带

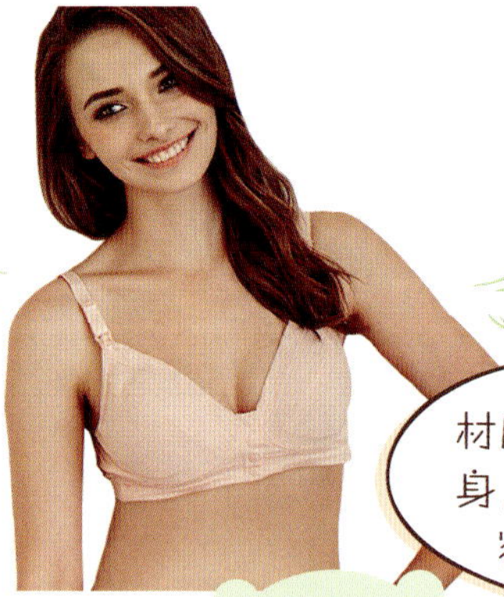

材质舒服，不勒身，哺乳方便，容易穿脱。

里里可可
宝宝5个月

6514位 妈妈推荐

高兴妈妈　宝宝11个月

十月妈咪比一般的母乳内衣洋气，造型好、材质佳，里料选择都是全棉的，透气性好，不易过敏，穿着很舒服。

骄傲的小喵　宝宝1岁

上开口喂养很方便，轻轻向上一抬就能打开，喂完后再扣上，就和普通内衣一样了。三排扣设计，可根据喂奶后的胸型随意调节，哺乳期能一直使用。

Medela/美德乐哺乐多哺乳文胸

TOP2

3417位 妈妈推荐

Jaymee　宝宝1岁
又可以哺乳，穿着睡觉也舒服，很好地预防了胸下垂，大品牌，值得信赖。

昊天de麻麻　宝宝10个月
听说美国每5位妈妈4位都穿哺乐多。面料完全无毒，洗起来也不会变形。穿着贴身舒适不会很勒。

Medela/美德乐

参考价 258元

整片式剪裁　安全无毒　单手开合

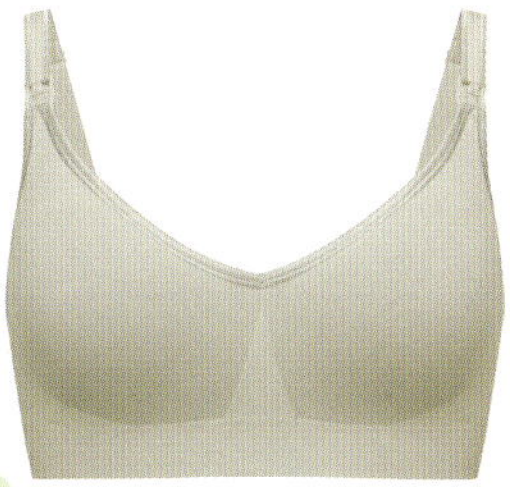

哺乐多内衣很有亲肤感，不紧勒，不变形，特别舒服。

鹏鹏媳妇儿
孕30周

Purcotton/全棉时代产后修复纱布收腹带

TOP3

Purcotton/全棉时代

参考价 228元

全棉纱布　贴合腰部　前置腹带　易洗速干

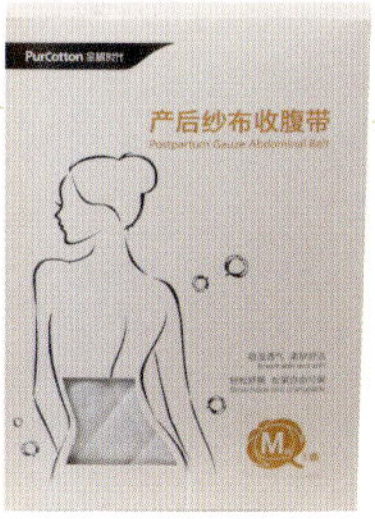

纯棉材质贴身又舒适，包裹性好透气性强。

Carol
宝宝30天

3267位 妈妈推荐

梦钰妈咪　宝宝10天
全棉时代的收腹带很不错，对产后修复很有帮助，而且面料很好，不刺激皮肤，也不容易变形，特别实用！

小小星辰　宝宝1个月
支持纯棉的！孕妇和宝宝都是很娇弱的，需要用最天然最环保的材料。

Nanjiren/南极人透气薄模杯哺乳文胸

TOP4

Nanjiren/南极人　参考价 119元

前开扣设计　聚拢胸型　透气性好

内衣透气舒适，胸型不下垂，也不束胸，舒适度满分。

悦悦妈
宝宝6个月

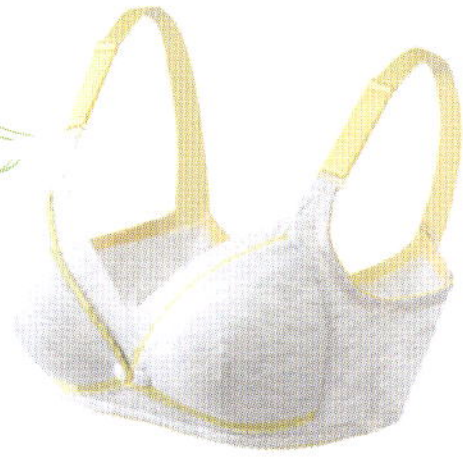

2121位
妈妈推荐

紫晴935　宝宝5个月　全棉材质，没有束缚感，4排扣设计，不会勒出赘肉，也更有承托能力。前扣可以打开哺乳，十分方便的一款产品。

Lulu太太　宝宝2个月　这款内衣可以专业调整和修复产后胸型，有效聚拢胸部，背部还有加长肩带，真心不错。

Shiyuejiejing/十月结晶多功能护腰产后束腹带

TOP5

Shiyuejiejing/十月结晶　参考价 88元

弹性好　收腹效果好　功能强大

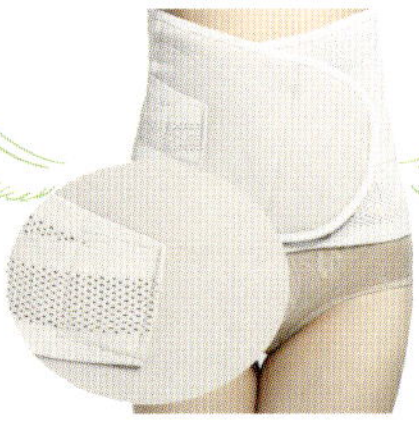

束腹带弹力很好，舒适贴身，产后保持身材，特别好用。

且行且珍惜
宝宝1个月

2059位
妈妈推荐

影子　宝宝30天　十月妈咪的束腹带有三种带子，一起使用防止子宫脱垂。魔术贴粘合，适合剖腹产的宝妈，比较方便。

毛虫宝　宝宝2个月　剖腹产妈妈用这个真的收身，而且对刀疤保护得很好，设计合理，绑着肚子也很舒服。

OCTQUEEN/十月皇后调整型哺乳文胸

TOP6

OCTQUEEN/十月皇后　参考价 178元

防止下垂　聚拢效果好　带钢圈

给宝宝喂奶方便，穿着也像普通内衣，很赞！

宝妈猫猫
宝宝4个月

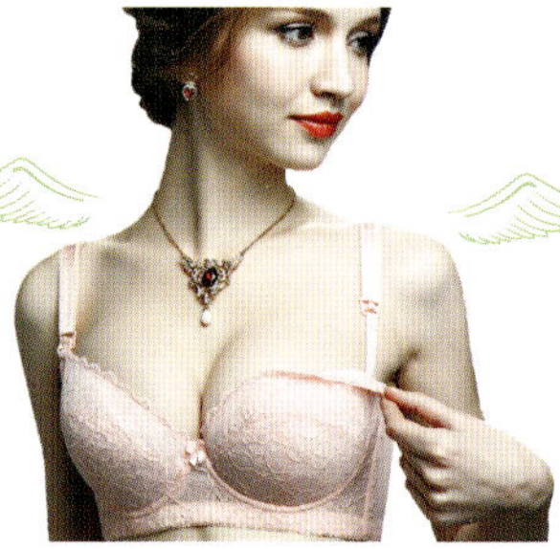

1956位
妈妈推荐

Vivians　宝宝6个月　纯棉的，舒服，有型不下垂，方便哺乳时解和扣，一只手操作就可以了。

最爱橙子君　宝宝1岁　这种款式的内衣是我觉得比较舒服的，而且胸不会下垂，穿出来胸型很好，上面的扣子很方便。

TOP7 Dacco诞福（原三洋）产褥用三方开内裤

Dacco/诞福　参考价 66元

轻松穿脱　可调节尺寸　触感舒适

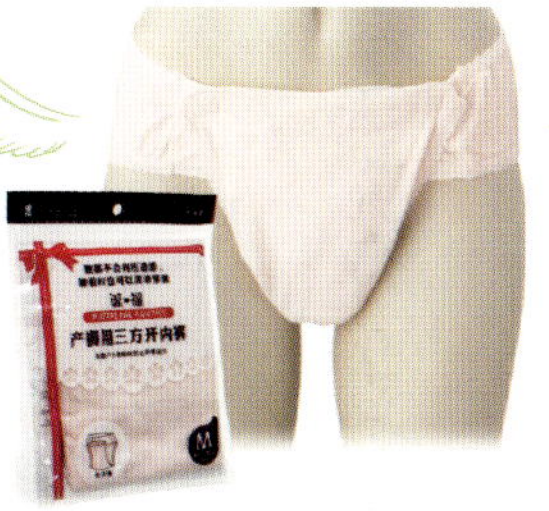

1690位 妈妈推荐

八爪鱼鱼　宝宝25天　　孕期检查和产后换卫生巾时非常方便。产后很虚弱，用它节省了很多力气，材质也非常亲肤。

TOP8 Tingfei/婷妃双开扣便捷孕产文胸

Tingfei/婷妃　参考价 78元

吸汗透气　喂奶便捷　孕产兼穿

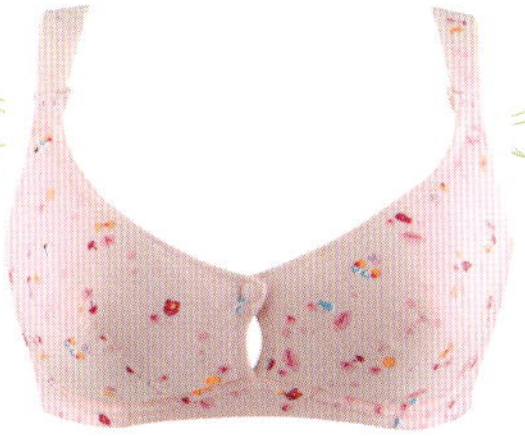

1435位 妈妈推荐

硕硕妈咪　宝宝11个月　　怀孕到哺乳一直在穿，很舒服，哺乳也比较方便，价格很亲民，性价比高哦！

TOP9 JOYMOM/乔妮雅前扣哺乳文胸

JOYMOM/乔妮雅　参考价 139元

上下双开扣　透气薄杯　无钢圈

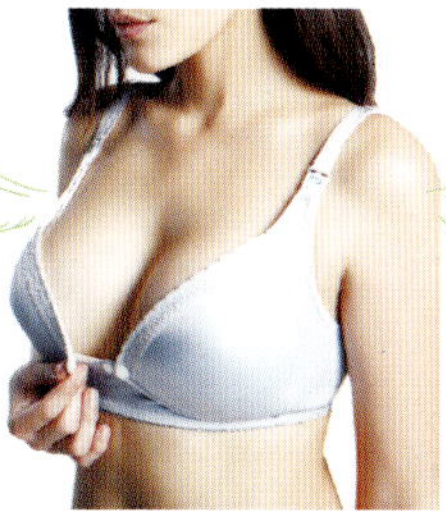

1429位 妈妈推荐

稳稳的幸福　宝宝4个月　　乔妮雅文胸前开扣设计，让哺乳更加方便卫生，面料也很好，这款文胸值得拥有。

TOP10 Mammy village/六甲村加强型束腹带

Mammy village/六甲村　参考价 279元

高弹力　全面包裹　透气塑身

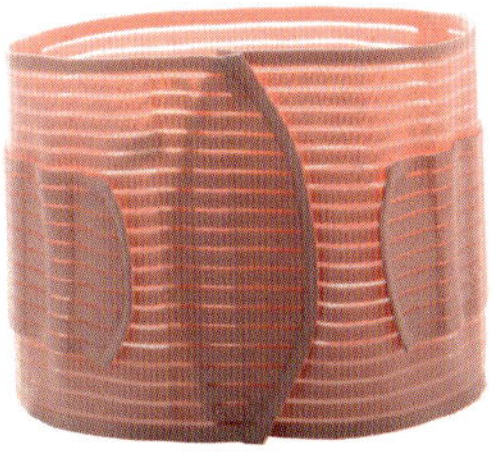

1378位 妈妈推荐

葡萄的苹果　宝宝1个月　　六甲村束腹带的宽度能把整个腰身都包裹进去，网状设计很透气，夏天使用也没关系。

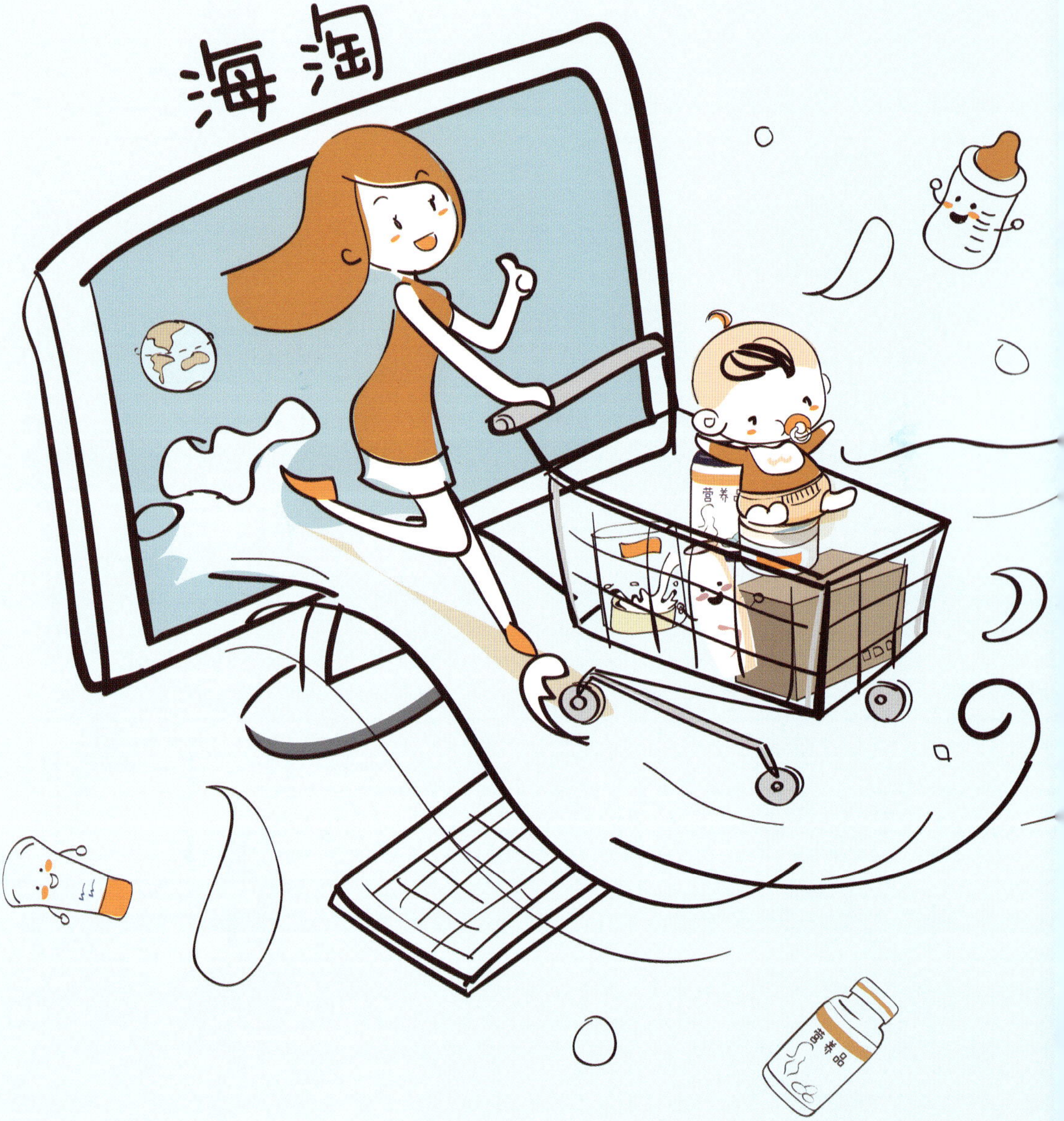
海淘
营养品

海淘用品必备清单

“足不出户，购遍全球”。随着互联网的快速发展，越来越多的中国妈妈加入到海淘大军。的确，国外的母婴产品在质量和价格上具有一定优势，但在海淘过程中也要注意，需在正规知名的海淘网站购买，认真核对产品的所有信息，因为海淘邮寄时间长，退换货艰难。

那么，到底哪些海淘用品最值得购买呢？本届“妈妈口碑之选”，由万千妈妈投票选出了这些国外大牌母婴产品，准备海淘或正在海淘的妈妈们可别错过啦~

单品类TOP10

最受妈妈欢迎的海淘用品

Comotomo/可么多么防胀气宽口硅胶奶瓶

TOP1

Comotomo/可么多么

参考价189元　规格 250ml

硅胶材质　母乳实感　防胀气、漏奶　清洗便利

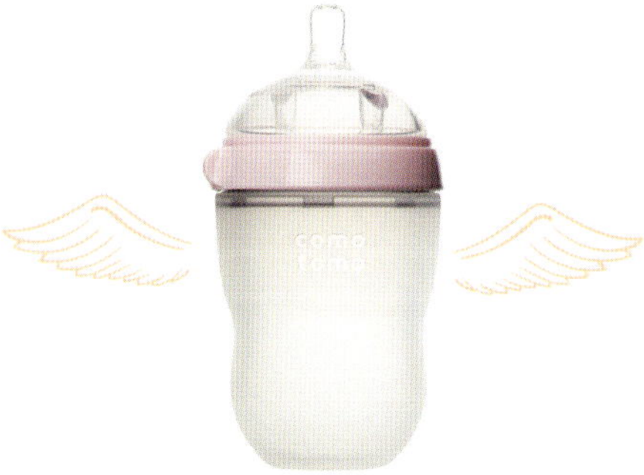

6275位 妈妈推荐

大白妈咪　宝宝9个月

奶瓶质量很好，硅胶的，不怕摔，奶嘴是仿乳头设计，看到好多宝妈推荐，我家宝宝也爱用。

爱伊一　宝宝1岁

一直很喜欢这款奶瓶，瓶身胖胖的很可爱，磨砂质感又防滑，宝宝也容易接受，给宝宝一个温馨的哺乳期。

星辰嘛嘛
宝宝7个月

防胀气、打嗝，防摔又耐用，断奶神器。

Kids Smart/佳思敏高DHA儿童鱼油

TOP2

5853位 妈妈推荐

Lisa和幸福在一起　宝宝4岁4个月
有着小鱼的外形，搭配有不同的水果口味，嚼开的时候，好吃的鱼油顿时进入口中，充分补充了大脑发育所需的营养，变得聪明又健康。

艺萌宝贝　宝宝3岁10个月
很多明星宝宝都吃这个鱼油，高DHA，吸收好，消化好，适合宝宝。

营养丰富，口味好，孩子好吸收，效果很好。

亲亲小坑宝
宝宝3岁

Kids Smart/佳思敏

参考价 198元　规格 180粒/瓶

澳洲进口　深海鱼油　水果口味

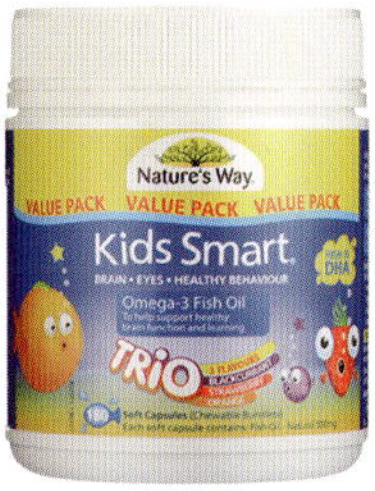

VICKS/息可舒植物婴幼儿舒缓膏

TOP3

VICKS/息可舒

参考价 79元　规格 50g

百年品牌　安抚情绪　天然成分

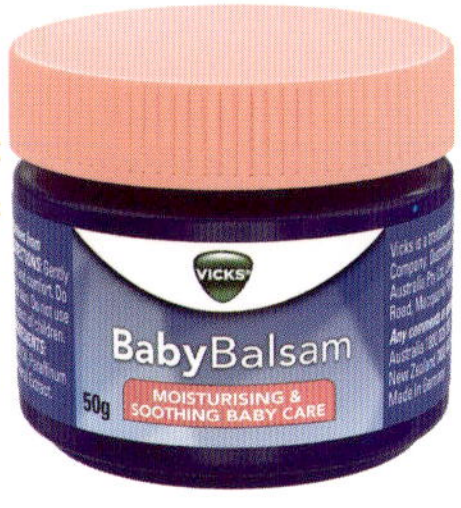

4820位 妈妈推荐

Semico伊尔　宝宝6个月
朋友推荐的，现在离不开它了，宝宝哭闹的时候涂在前胸后背按摩，宝宝就舒服很多了。

天上月儿弯　宝宝2岁
大人小孩都能用，气味温和不刺激，家庭必备品，对孩子咳嗽的效果最好了。

植物成分，无伤害，安抚效果好，值得信赖。

小君君
宝宝5个月

Gerber/嘉宝DHA益生菌米粉

TOP4

Gerber/嘉宝　参考价 84元/1段　规格 227g

美国原装进口　单一谷物无添加　粉质细腻

4478位
妈妈推荐

Sina爱你宝贝　宝宝1岁　富含营养元素，维生素多，宝宝吃了不上火，容易消化吸收，味道也很好哦。

晨曦物语　宝宝1岁半　特别添加了益生菌的米粉，可以调节宝宝肠道，价格不贵，米粉也很细腻，宝宝很喜欢。

老牌子放心，添加了益生菌，可以提高宝宝免疫力。

flowermo
宝宝2岁6个月

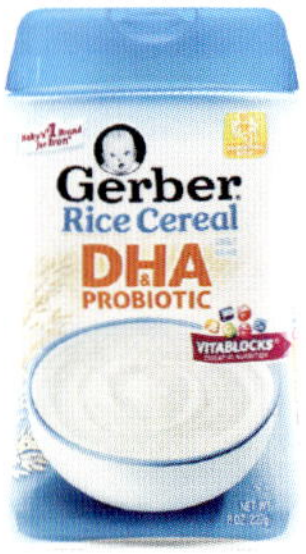

Baby Banana/香蕉宝宝婴儿牙胶牙刷

TOP5

Baby Banana/香蕉宝宝　参考价 86元　规格 一件

食品级硅胶　柔软安全　清洁口腔　按摩牙床

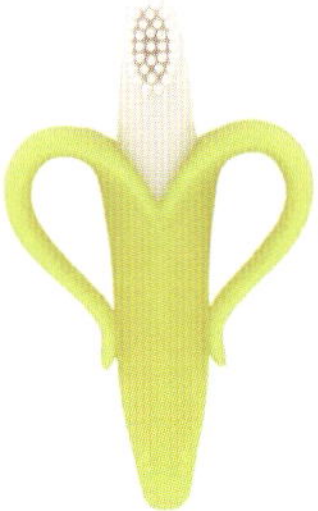

造型可爱，宝宝很喜欢，轻巧又没有异味，用起来放心！

谈谈笑笑
宝宝5个月

2160位
妈妈推荐

小番茄007　宝宝1岁　宝宝小时候的最爱了，牙刷容易清洗，方便抓握，陪伴宝宝度过了口齿发育第一期，很好，推荐。

最爱橙子君　宝宝10个月　这款训练牙刷很好，拿着方便，既能保持宝宝口腔卫生，又能当磨牙棒，特别好用。

BURT'S BEES/小蜜蜂宝宝四季紫草膏

TOP6

BURT'S BEES/小蜜蜂　参考价 42元　规格 15g

天然成分　消肿止痒　敏感适用

2126位
妈妈推荐

加冰可乐　宝宝3岁半　成分天然安全，宝宝被蚊虫叮咬以后，轻轻涂抹可以缓解发痒症状，宝宝红屁屁也可以使用。

baliang　宝宝4岁8个月　有时候孩子摔跤，身上有擦伤也涂这个，因为紫草膏有消炎作用。小蜜蜂宝宝四季紫草膏用途多多，所以我一年四季都放在包里备用。

味道清淡无刺激，消肿止痒效果非常好。

巧萍萍
宝宝5岁

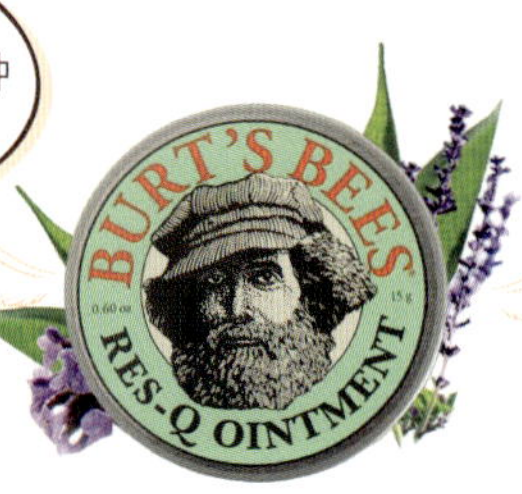

TOP7 baby bjorn婴儿防水软胶围兜

baby bjorn　参考价 110元　规格 一件

安全硅胶　方便清洁　可调节

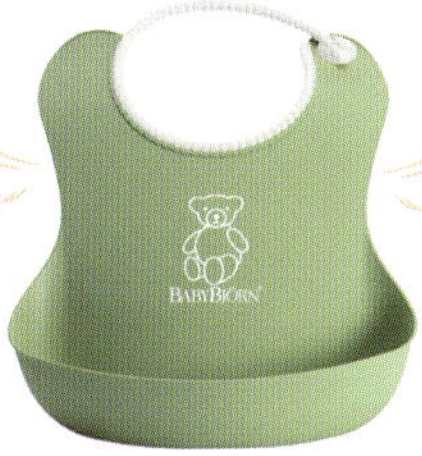

1990位 妈妈推荐

Salmon123　宝宝8个月　　现在很流行，这款是防水的，宝宝吃饭时带上它，不用担心宝宝吃得满衣服都是米粒和菜了。

TOP8 Aveeno/艾维诺天然燕麦婴儿洗发沐浴露二合一

Aveeno/艾维诺　参考价 79元　规格 236ml

天然燕麦精华　保湿滋润　无泪配方

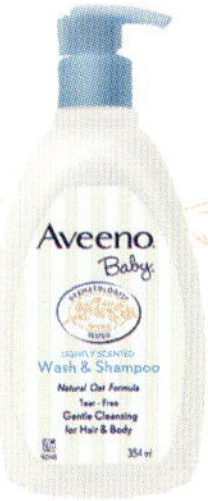

1794位 妈妈推荐

宝妈传奇　宝宝2岁6个月　　这款不错，天然无刺激，选用天然的燕麦，婴幼儿洗发沐浴二合一，对宝宝全方位呵护。

TOP9 BRAUN/博朗儿童耳温计红外线耳温枪

BRAUN/博朗　参考价 576元　规格 一支

简单便捷　测量准确　全年龄适用

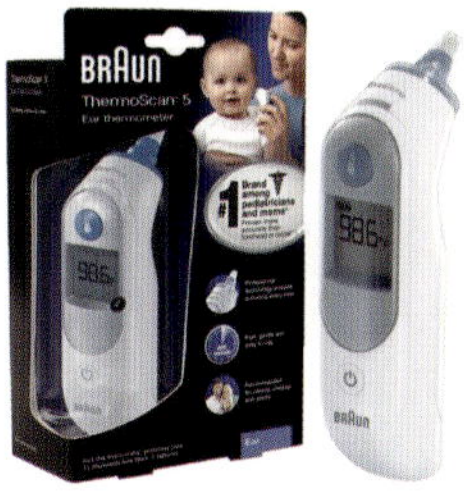

1754位 妈妈推荐

图画的图　宝宝3岁8个月　　德国的博朗耳温枪，测得很准，这款耳温枪比水银温度计省事儿多了，几秒钟就能测好了。

TOP10 Kobayashi/小林婴儿散热贴

Kobayashi/小林制药　参考价 70元　规格 12片/盒

物理降温　温和散热　效果显著

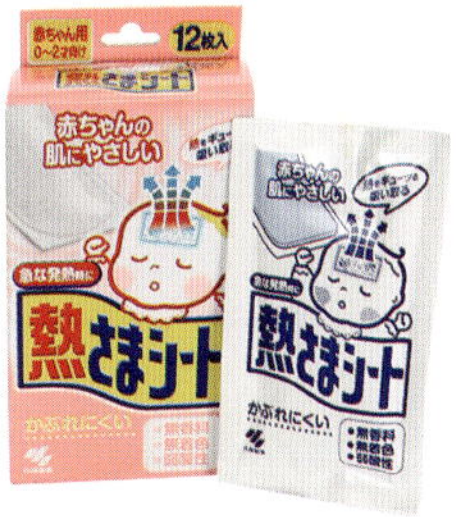

1621位 妈妈推荐

小闹不会闹　宝宝1岁半　　这个家里常备，可以放额头和腋下，也可以放脖子后面。小宝宝不吃药，贴这个效果很好。

全品类TOP10

最受欢迎的宝宝用品

Huggies/好奇铂金装倍柔亲肤纸尿裤

TOP1

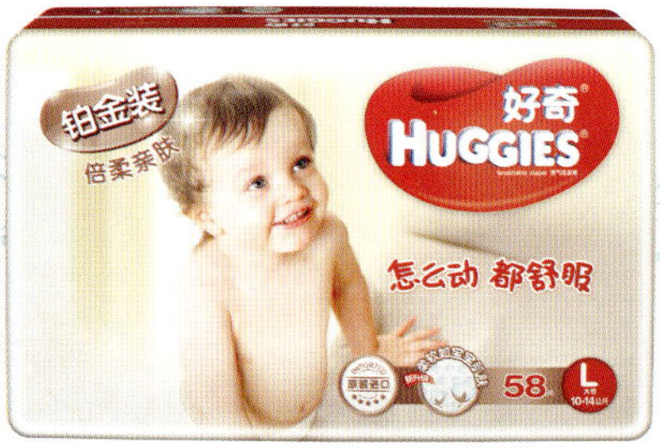

Huggies/好奇

参考价 135元/L号　规格 58片

倍柔亲肤　强劲透气　海量吸收

14517位 妈妈推荐

雁栖宝妈　宝宝1岁3个月

之前宝宝出现过红屁屁，就换了好奇铂金装。换了后，就一直爱用。这款纸尿裤材质十分柔软，吸水性佳，还很透气，宝宝的红屁屁再也没出现过了，力荐的好尿裤！

Pampers/帮宝适超薄干爽纸尿裤

TOP2

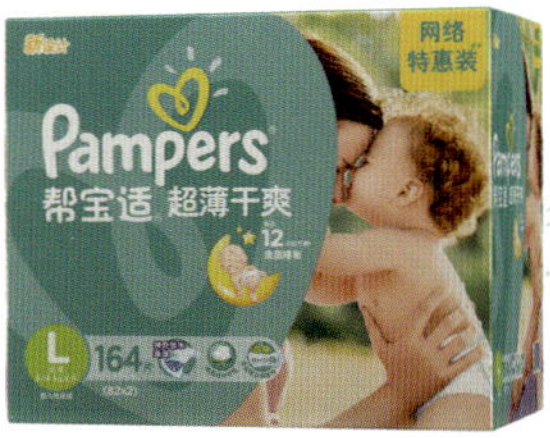

Pampers/帮宝适

参考价222元/L号　规格 164片

超薄干爽　材质柔软　超长瞬吸

12603位 妈妈推荐

逗一逗　宝宝1岁1个月

是大品牌的产品，从大宝用到小宝，非常喜欢。超薄的设计，宝宝穿起来更舒适贴身，纸尿裤吸收迅速也不会起坨，会一直用。

Heinz/亨氏婴儿营养米粉

TOP3

Heinz/亨氏

参考价 26.8元　规格 400g

片状米粉　易于冲调　易消化　科学配方

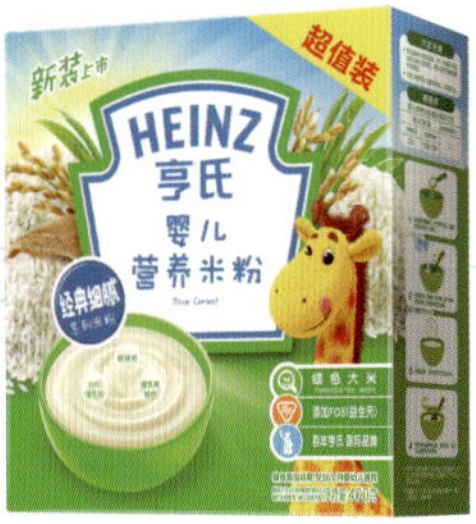

10346位 妈妈推荐

碳色画笔　宝宝9个月

亨氏米糊很好消化，宝宝吃了便便很顺畅。米糊做出来就可以闻到一股淡淡的谷香味，质地均匀，口感也十分细腻，宝宝很爱吃呢。

Wyeth/惠氏S-26金装幼儿乐配方奶粉

TOP4

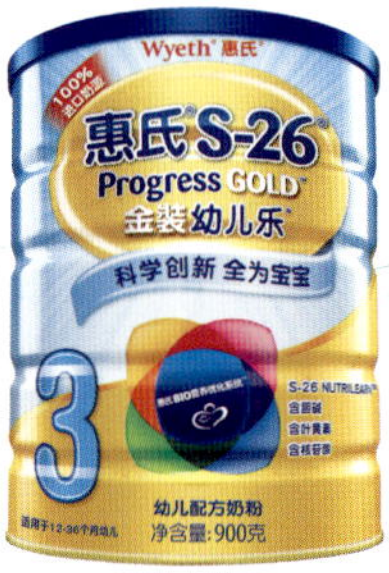

Wyeth/惠氏　参考价 198元/3段　规格 900g

百年品牌　促进大脑发育　口感不错

10313位
妈妈推荐

雨涵宝妈　宝宝2岁　　奶粉的质地很松软，冲泡出来的味道不是很甜，比较接近母乳，宝宝吃着不上火。大品牌的奶粉，质量有保障，且营养丰富，适合中国宝宝。

Friso/美素佳儿金装幼儿配方奶粉

TOP5

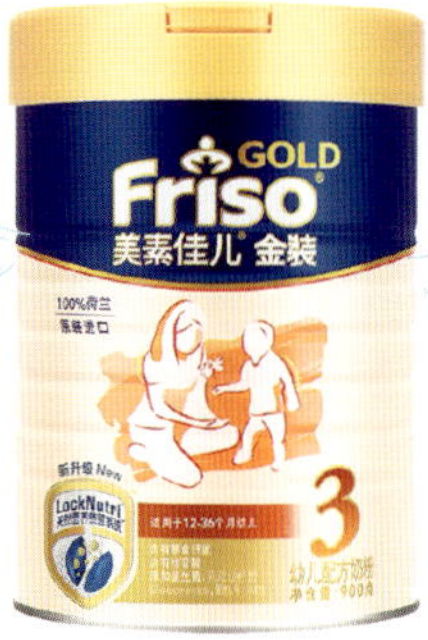

Friso/美素佳儿　参考价 208元/3段　规格 900g

荷兰奶源　营养丰富　不上火

9429位
妈妈推荐

希多蜜　宝宝1岁半　　我家宝宝一直喝的美素佳儿的奶粉，喜欢这款奶粉的清淡口味，宝宝一口气就喝完一瓶。它是原罐进口的奶粉，奶源可靠，妈妈可以放心给宝宝喝。

Nutrilon/诺优能婴幼儿配方奶粉

TOP6

Nutrilon/诺优能　参考价 188元/3段　规格 800g

荷兰进口　口味清淡　易冲泡

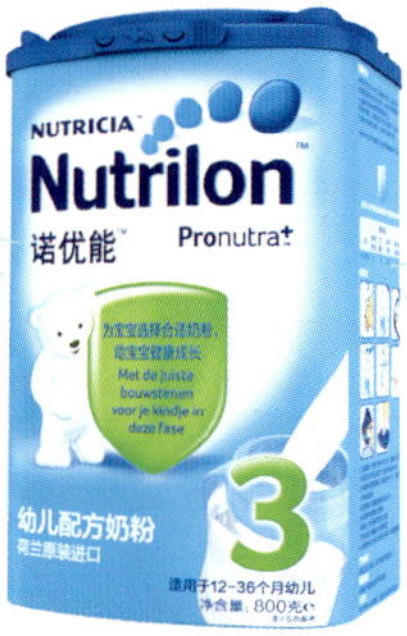

8902位
妈妈推荐

丁玲琳　宝宝2岁1个月　　荷兰奶源的奶粉，奶粉的粉质细腻，气味很淡，一放入水中，很快就溶解了。宝宝脱离母乳喂养后喝的，过渡非常顺利。

TOP7 伊可新维生素AD滴剂

伊可新　参考价 39元　规格 30粒/盒

AD同补　促进钙吸收　增强抵抗力

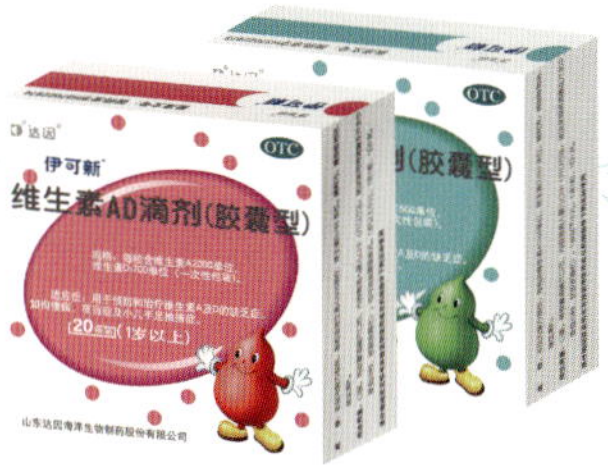

8259位 妈妈推荐

山楂兔儿　宝宝2岁1个月　中国本土产品，产品采用了独立胶囊包装，干净卫生，使用也方便，每天一粒，比一般每天用滴管的省心不少，小葫芦的胶囊造型也很可爱有趣。

TOP8 Aptamil/爱他美婴幼儿配方奶粉

Aptamil/爱他美　参考价 250元/3段　规格 800g

德国原装进口　营养丰富　口味好

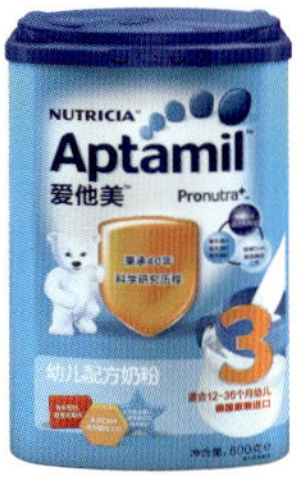

8248位 妈妈推荐

灵儿小嘟唇　宝宝2岁半　爱他美是德国进口奶粉，奶粉的粉质松松的，质地很好，也容易溶解。奶粉营养丰富，符合成长需要，宝宝体重一直维持在标准范围，我很推荐。

TOP9 Pigeon/贝亲自然实感宽口径玻璃奶瓶

Pigeon/贝亲　参考价 119元　规格 240ml

材质安全　不易吸瘪　防胀气

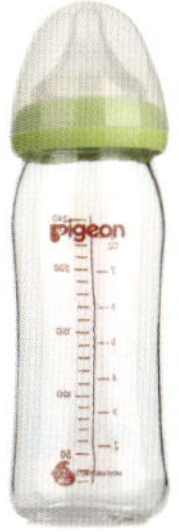

8188位 妈妈推荐

喜乐宝　宝宝5个月　喜欢用这款宽口径奶瓶，贝亲是老牌子了，这款是很多妈妈推荐的，清洗起来很方便，玻璃材质很结实，而且奶嘴柔软，宝宝喝了不胀气。

TOP10 illuma/惠氏启赋婴幼儿配方奶粉

illuma/启赋　参考价 368元/3段　规格 900g

爱尔兰进口　亲和人体配方　好吸收

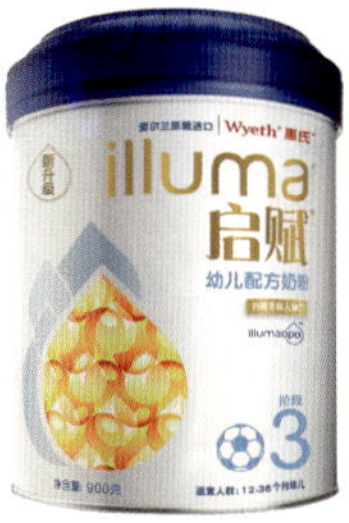

7396位 妈妈推荐

冰花姐姐　宝宝2岁4个月　这款奶粉是爱尔兰进口的，很容易吸收。宝宝之前肠胃不适，换了启赋奶粉就好了，周围朋友也在给宝宝吃，都很健康。

全品类TOP10

最受欢迎的妈妈用品

Scrianen/金斯利安多维片

TOP1

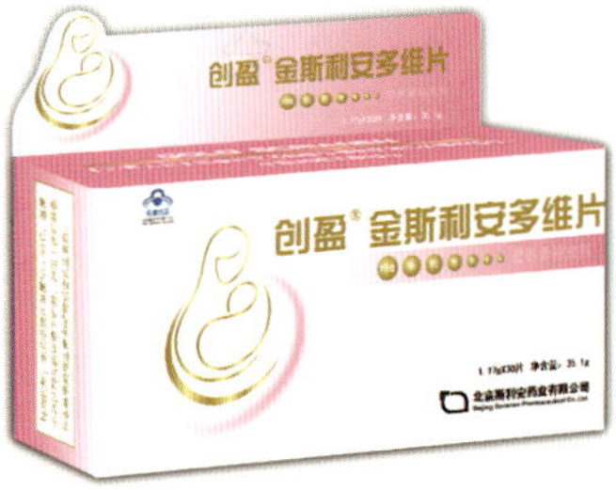

Scrianen/金斯利安

参考价 96元　规格 30片/盒

科学配比　经典品牌　性价比高

10289位 妈妈推荐

桐桐宝妈　孕3个月

金斯利安多维片是老品牌了，之前怀孕时医生推荐的。多维片的叶酸和维生素配比均衡，给宝宝健康多一层保障。

D-Cal/迪巧维D钙咀嚼片

TOP2

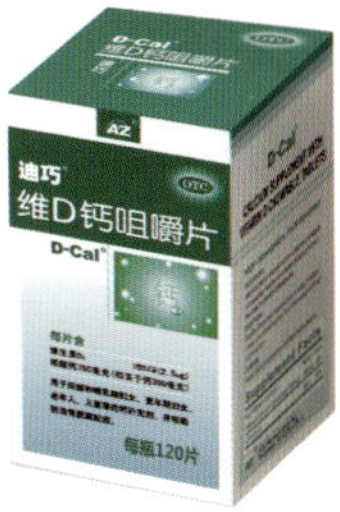

D-Cal/迪巧

参考价 88元　规格 120片/盒

不易便秘　服用方便　含钙量高

9083位 妈妈推荐

南岸岛　宝宝1岁1个月

我孕期有点缺钙，然后就去买了迪巧维D钙咀嚼片，每天睡前吃两粒，粉红色药片，味道甜，像吃糖果一样。效果不错，坚持吃了之后，腿不会抽筋。

PHILIPS AVENT/飞利浦新安怡自然韵律科技双边电动吸乳器

TOP3

PHILIPS AVENT/飞利浦新安怡

参考价 2299元　型号 SCF303/01

模拟婴儿吸吮　交替吸乳

智能记忆　多档模式

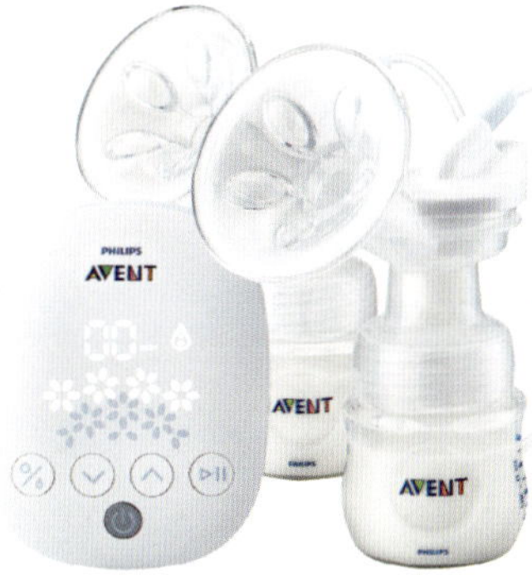

8439位 妈妈推荐

罗兰　宝宝5个月

吸乳器吸奶可以多挡调节，第一次使用也不会有不适的感觉。双边吸乳，操作很简单，效果的确好。

Octmami/十月妈咪前开扣哺乳文胸

TOP4

Octmami/十月妈咪 参考价 168元

上开扣设计　无钢圈　无勒痕　加宽肩带

6514位
妈妈推荐

Daisy　宝宝2个月　　里面的材料是全棉的，不会痒，很舒适。设计很贴合人体，穿戴一天完全没有勒痕。最喜欢它的前开扣设计，对于哺乳的妈妈来说，是很方便的哦。

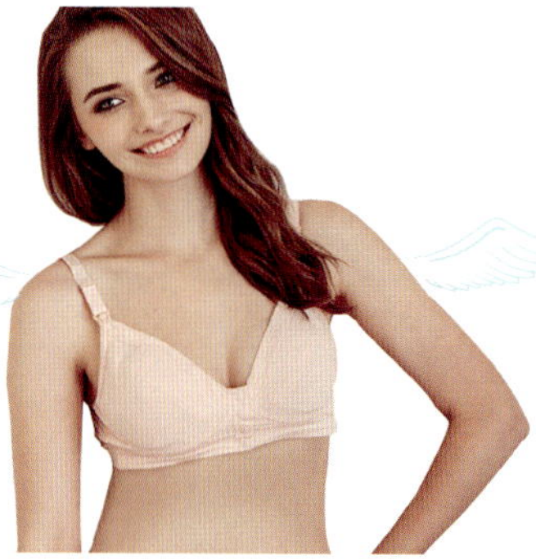

MOM FACE/亲润孕妇专用豆乳洁面乳

TOP5

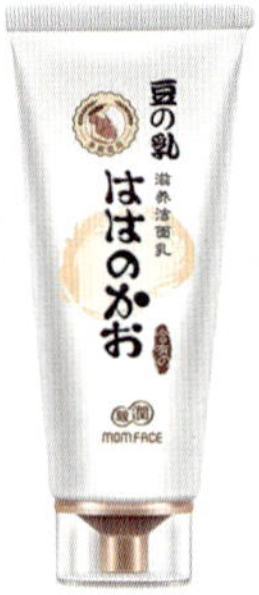

MOM FACE/亲润 价格 69元　规格100g

泡沫丰密　不紧绷　成分天然　清洁力佳

5814位
妈妈推荐

十一月的天空　宝宝6个月　　我孕期用的都是亲润豆乳系列，非常的好用，保湿效果很好，敏感肌肤也能用，特别天然又温和，值得推荐！

Caltrate/钙尔奇®碳酸钙D3片

TOP6

Caltrate/钙尔奇® 参考价 68元　规格 60片/盒

含钙量高　服用方便　吸收好

4584位
妈妈推荐

得利小厨　宝宝2岁　　我怀孕期间一直在吃的一款钙片，吸收很好，钙质充足，推荐给各位孕妈妈哦！

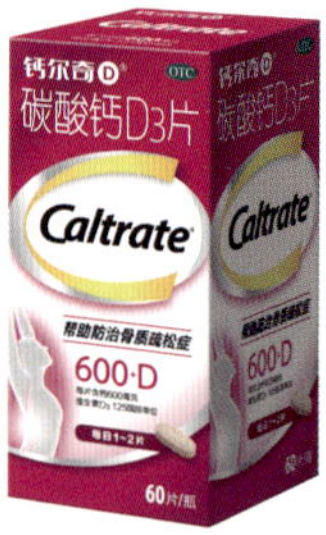

TOP7 Pigeon/贝亲防溢乳垫

Pigeon/贝亲　参考价 122元　规格 120片

舒适贴合　棉柔触感　持久干爽

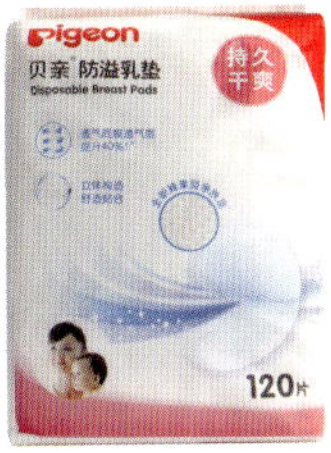

4449位 妈妈推荐

音音ma　宝宝3个月　　贝亲的乳垫用着很亲肤，不会有刺痒感，出门避免了衣服湿漉漉的尴尬，贴合度也合适，不会掉。

TOP8 Kaili/开丽产妇专用卫生巾

Kaili/开丽　价格 39元/L　规格 8片

透气棉柔　立体防护　吸收量大　性价比高

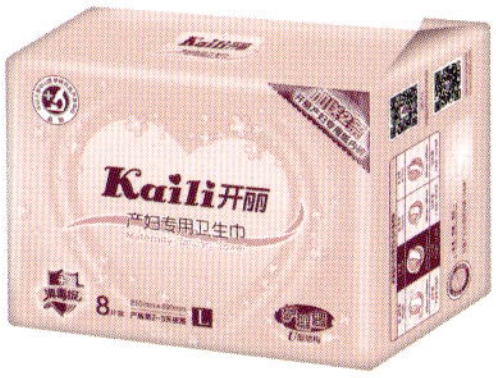

3772位 妈妈推荐

片片D零　宝宝9个月　　柔软的表层，强大的吸水珠，可防止恶露反渗。长度设计合理，挺大的一片，让产后的妈妈不用担忧。

TOP9 Medela/美德乐哺乐多哺乳文胸

Medela/美德乐　参考价 258元

整片式剪裁　安全无毒　单手开合

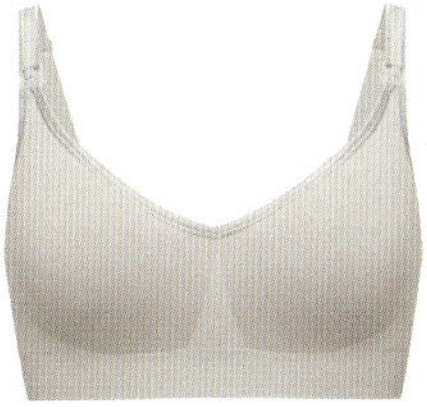

3417位 妈妈推荐

茗香　宝宝6个月　　美德乐的内衣穿上很舒服，没有钢圈，适合哺乳期妈妈，可以防止孕期和哺乳期妈妈胸部下垂，很不错。

TOP10 Purcotton/全棉时代产后修复纱布收腹带

Purcotton/全棉时代　参考价 228元

全棉纱布　贴合腰部　前置腹带　易洗速干

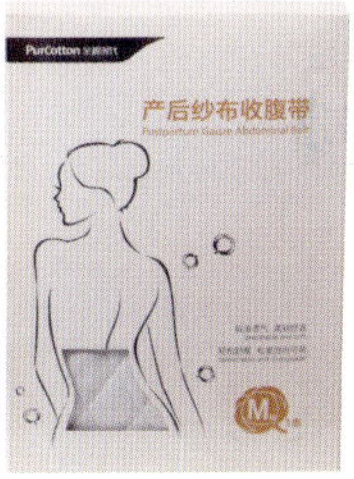

3267位 妈妈推荐

冰花姐姐　宝宝2岁4个月　　全棉时代束腹带的材质是棉的，穿在身上相对舒适。材质透气，即使夏天长期使用也不会闷热、过敏。

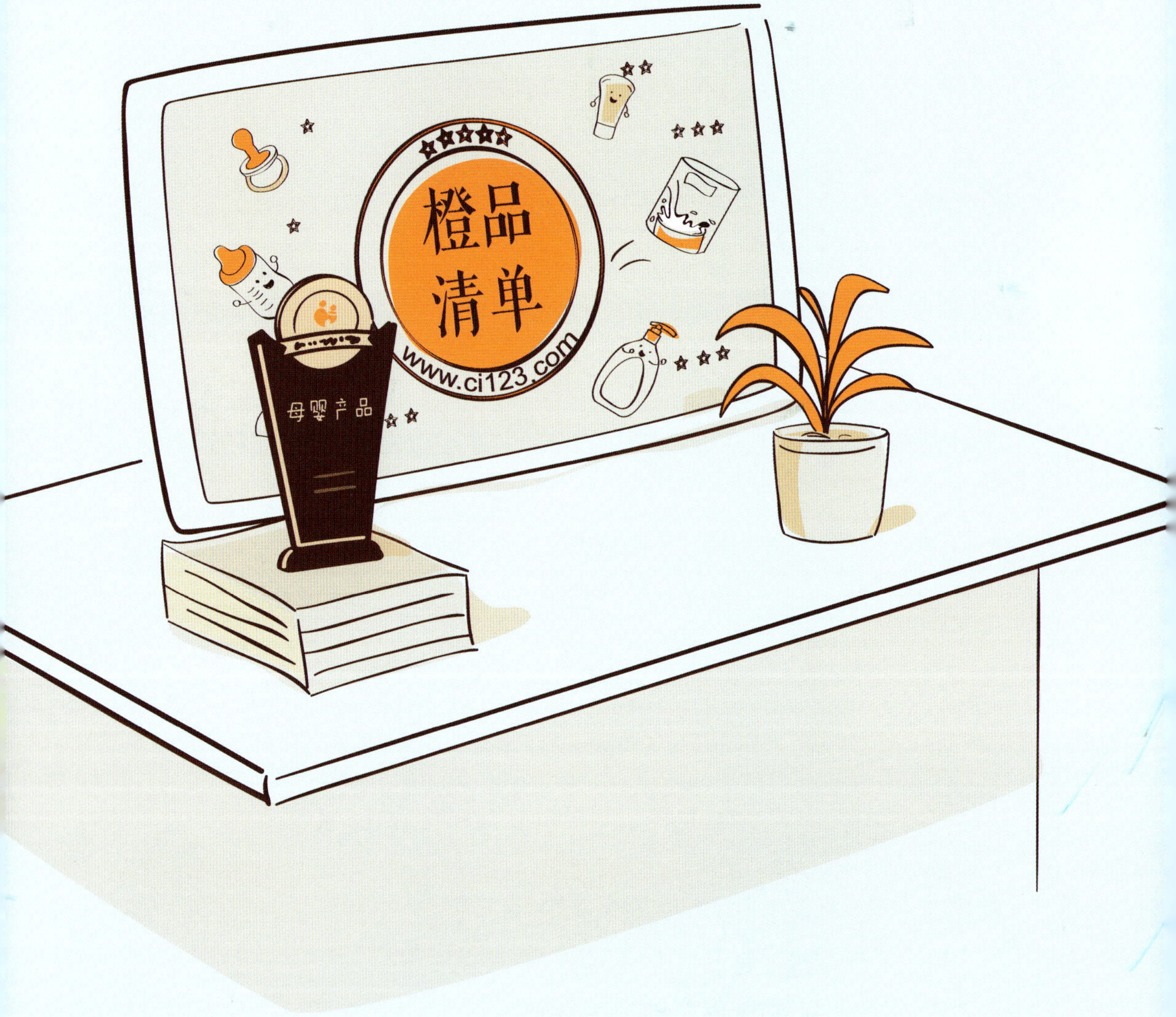
橙品
清单
www.ci123.com
母婴产品

年度

单项奖

由专家、资深母婴媒体人、国家高级育婴师、
专业母婴编辑从不同维度力荐更多母婴好产品

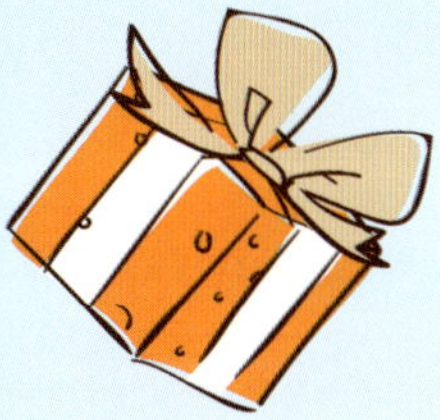

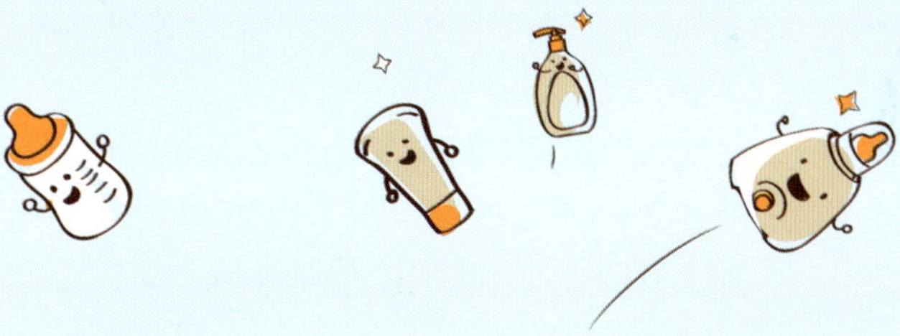

年度·设计奖

产品设计最贴心，生活更舒心

moony婴儿纸尿裤低体重儿用

推荐理由

专为早产宝宝设计的纸尿裤，最小型号甚至只有手掌大小。它的纸尿裤的侧面有两条可撕开的线，可以轻松撕开，这样可以不翻动早产宝宝就可以轻松穿脱，保护了早产宝宝的健康和安全。

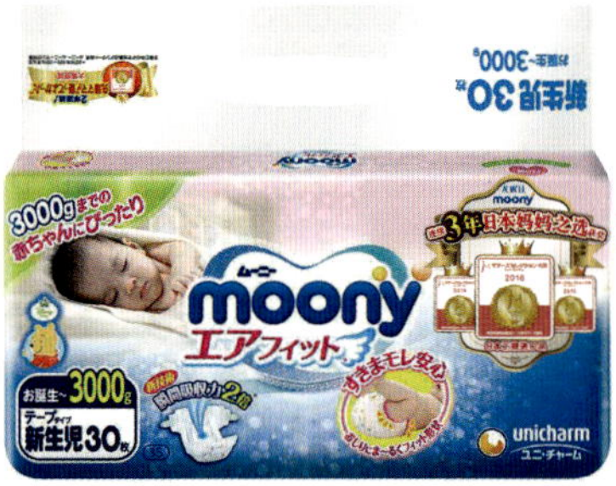

NUK耐高温宽口彩色玻璃奶瓶

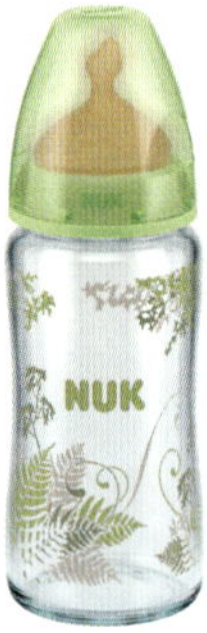

推荐理由

德国NUK畅销全球60年的明星产品——宽口玻璃奶瓶系列，配备NUK独创的防胀气仿真造型奶嘴，让宝宝获得吸吮母乳时的真实感受，是母乳与奶瓶混合喂养的最佳选择，连续多年蝉联NUK奶瓶产品销售冠军。

beaba婴儿辅食机

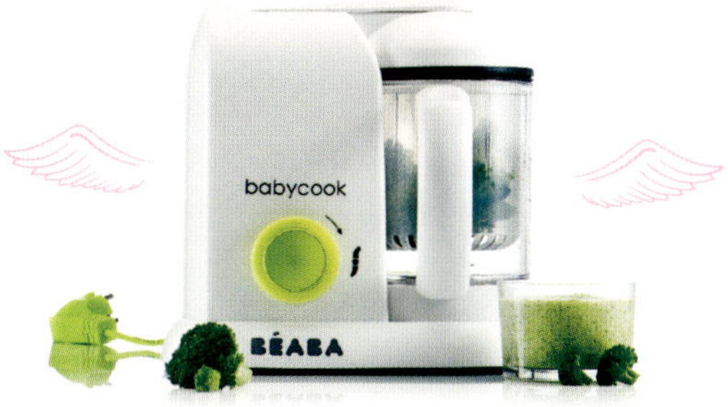

推荐理由

beaba辅食机，蒸煮搅拌一体机，采用极简主义，单手操作，抱着宝宝也能做美食。独特的分体式设计，可倒出多余汁水，有效避免宝宝消化不良。

Medela/美德乐卡玛亲喂模拟奶嘴

推荐理由

这是一款尺寸可满足不同月龄宝宝的需求奶嘴。卡玛亲喂模拟奶嘴能够让宝宝保持自然哺喂习惯，并在奶嘴喂养和母乳喂养之间自由转换。

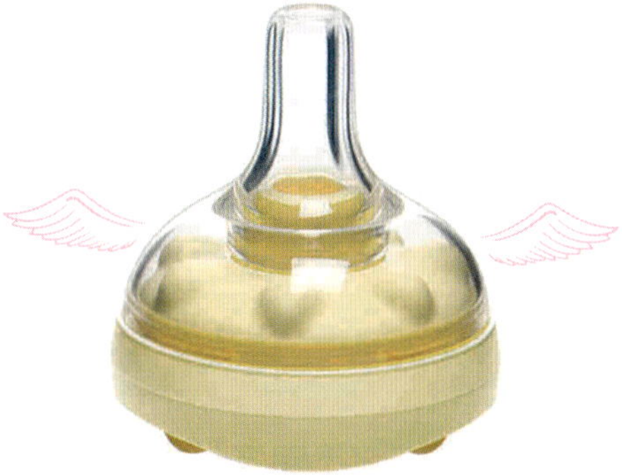

宝宝爱韩式经典抱婴腰凳

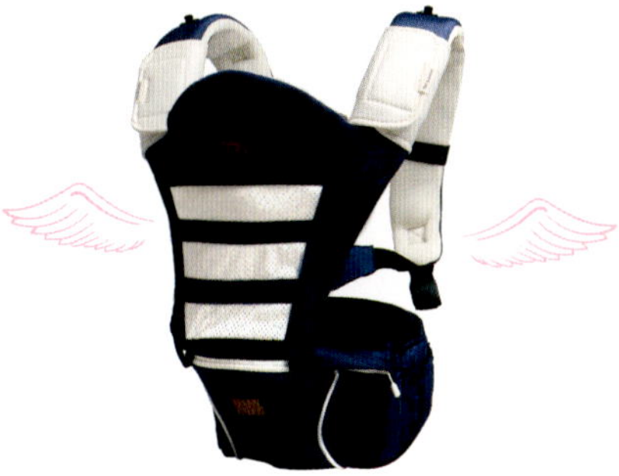

推荐理由

此次单品B06婴儿腰凳，由法国“新锐”设计师领携设计，产品在品质上延袭法国浪漫主义的时尚风，简约的外表透着个性，精简中彰显魅力，其中全新航空铝制凳芯及轻腹压减负系统，更是成为腰凳品类领域创新设计的亮点与突破，新颖设计让腰凳舒适省力又不失时尚，成为妈妈们轻松时尚出行的不二之选！

年度·科技奖

前沿科技与母婴产品的完美结合

PHILIPS AVENT/飞利浦新安怡4合1健康婴儿辅食机

推荐理由

创新的蒸搅一体科技，让辅食制作更轻松。蒸制、搅拌在一个搅拌杯中完成，只需翻转即可，更方便卫生。其特别的自下而上的均匀蒸制方式，更能保留食材的原汁和营养成分，更健康。同时配有专业的辅食食谱APP，可以为宝宝提供更多健康辅食。

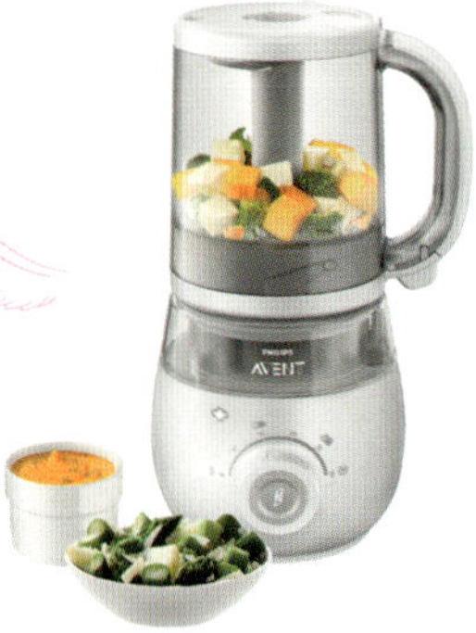

小天才电话手表

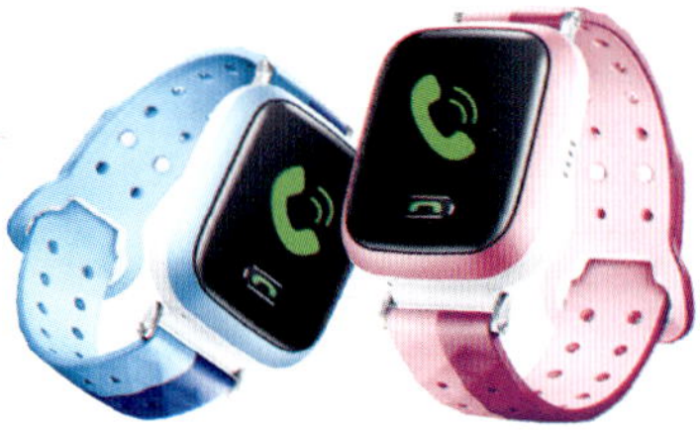

推荐理由

小天才电话手表采用GPS、WIFI、基站三重定位，随时随地知道孩子在哪，且通话声音清晰，可有效防止孩子走丢。

NEOBEAR/小熊尼奥AR地球仪

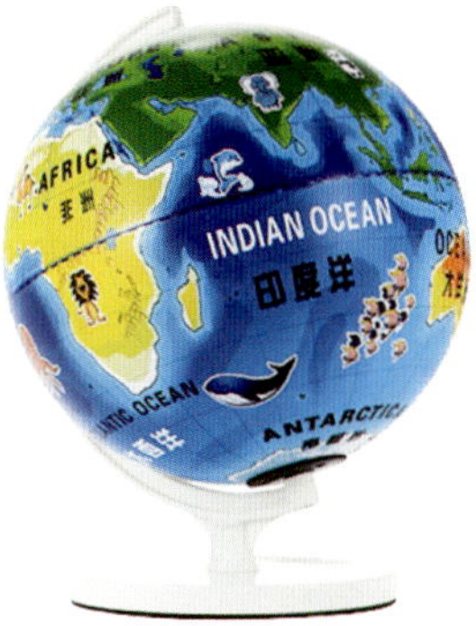

推荐理由

“AR地球仪”是小熊尼奥基于增强现实(AR)技术推出的全新儿童启蒙教育产品，采用了全球领先的球面识别和追踪技术及3D渲染技术，3D动画，真人语音，全方位多感官的互动学习，让孩子能够直观、立体地了解整个世界，助力孩子创造力、探索力等关键能力的培养。

Wyeth/惠氏S-26铂臻幼儿乐配方奶粉

推荐理由

惠氏S-26铂臻幼儿乐奶粉，甄选瑞士纯净奶源，集萃自然与科技。采用S-26®智学因子™和S-26® SmartPrebio™双短链益生元组合，双重营养内涵，帮助宝宝大脑发育，成长无负担。

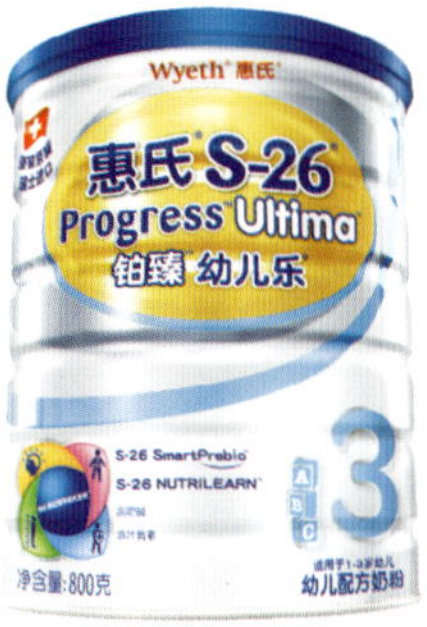

Ausnutria/澳优能力多氨基酸优化配方奶粉

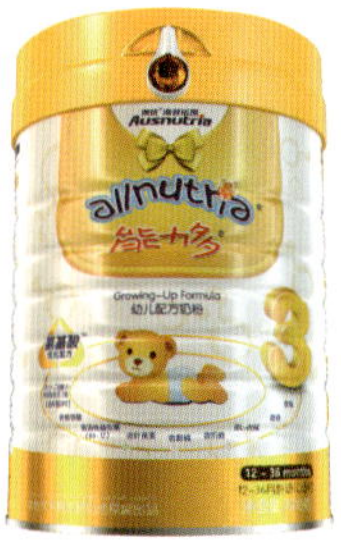

推荐理由

开创第四代婴幼儿配方奶粉，根据母乳营养及结构特点开发，从分子层面更深层次精确模拟母乳，给宝宝更接近母乳的营养；荷兰原罐进口，拥有从自家牧场、自有工厂到自有品牌的全产业链自控体系，每一罐奶粉都符合从奶牛场到乳品工厂，再到零售终端的全程质量控制！

年度·创意奖

优秀创意产品，让生活快乐又便捷

micro/米高手推车

推荐理由

米高手推车，设计新颖，结构紧凑可折叠，单手即可推，只要爸爸or妈妈一个人，就可以完成带宝宝出行购物，可以说是一款带娃神器。如果购物时间很长，可以把米高手推车挂在购物推车上或是折叠后收入背包中，它的重量只有1.9公斤。

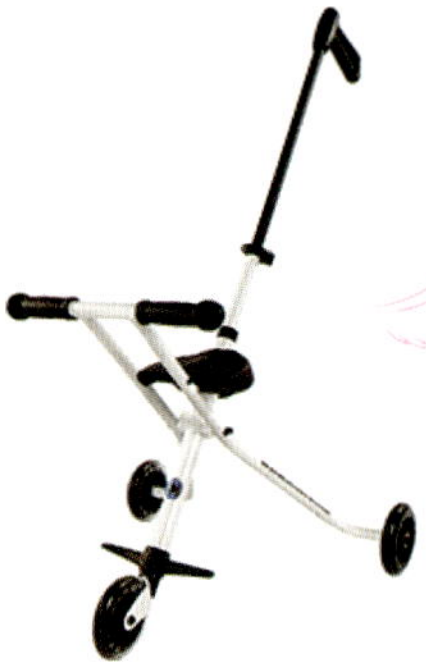

Hape 火车轨道多功能套

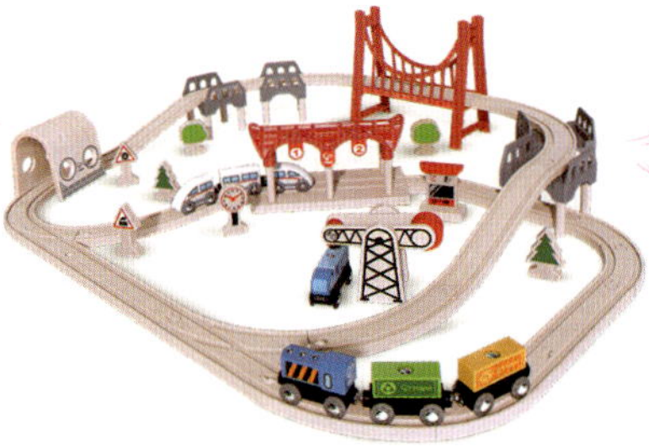

推荐理由

欧洲原产榉木，纹理清晰、质地均匀细密，产品大小专为儿童设计，不易引发儿童误吞所产生的窒息现象。配置有丰富的仿真场景，丰富游戏玩法，让孩子进行多种角色扮演，全身心融入游戏。

Crayola/绘儿乐可水洗画笔

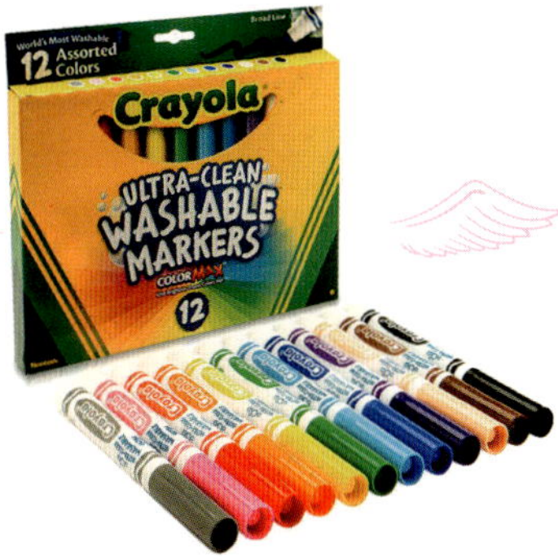

推荐理由

安全无毒可水洗，免去妈妈们的烦恼，兼具安全和舒适，使宝宝可以自由发挥创造力。笔形采用分阶设计，符合各年龄阶段宝宝的握笔习惯，有助于培养宝宝的手眼协调能力。特别依据1-3岁宝宝的小手抓握特点而量身设计的创意体验工具，能帮助宝宝提升运动协调、思考分析、语言表达、社交技巧的四大能力，激发宝宝无限创造力。

Pampers/帮宝适特级棉柔拉拉裤

推荐理由

帮宝适特级棉柔拉拉裤是第一款人体工程学拉拉裤，腰部采用S曲线设计，无论宝宝如何活泼好动，始终贴合宝宝“肚子鼓鼓，屁股翘翘”的身型；配以拥有超过1000万个透气微孔的精选材质，并采用双重吸收芯设计，更将瞬吸材料增加至2倍，减少反渗，极速瞬吸，让干爽度大幅提升；加上其特有的婴儿护肤精华，减少尿湿对宝宝肌肤的刺激，可有效防止红屁股。

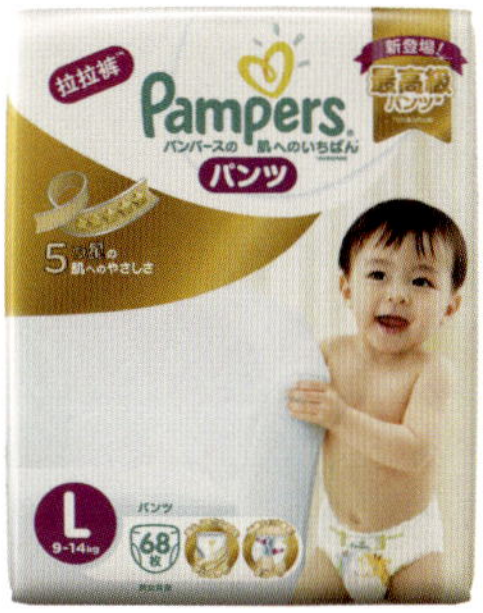

illuma/惠氏启赋婴幼儿配方奶粉

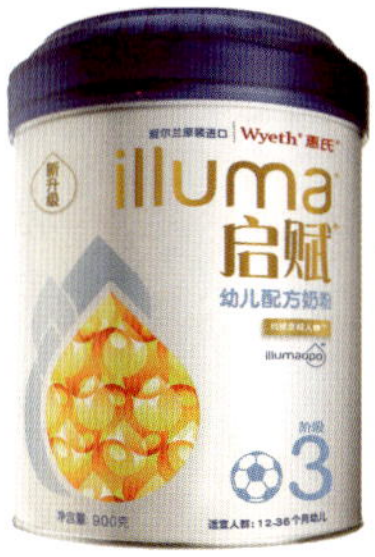

推荐理由

高端婴幼儿奶粉品牌，以科技开创启赋亲和人体™配方，珍贵结构脂O-P-O，突破性分子结构亲和人体，促进对关键营养素的吸收和利用，发挥成长优势，启赋宝宝未来。

年度·国货奖

国民好品牌，妈妈值得信赖

农夫山泉饮用天然水（适合婴幼儿）

推荐理由

农夫山泉是享誉中国的饮用水品牌。农夫山泉天然饮用水（适合婴幼儿），是2015年推出的专为婴幼儿打造的饮用水。取自长白山莫涯泉优质天然水源，低钠淡矿，呵护宝宝稚嫩的代谢系统，适合0-3岁婴幼儿直接饮用或调制配方食品。

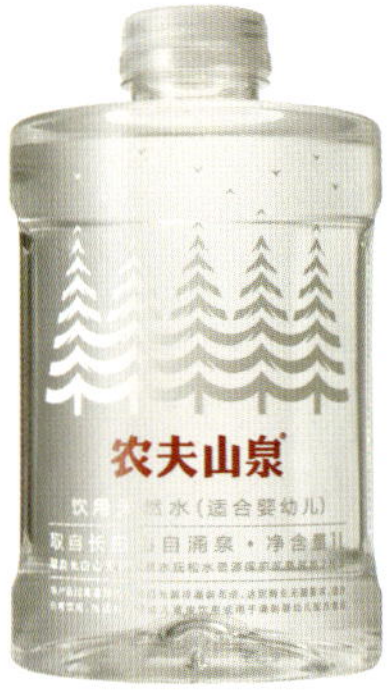

六神宝宝驱蚊花露水

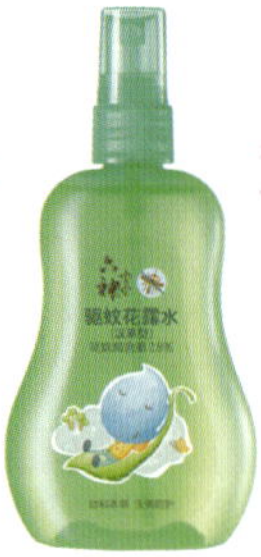

推荐理由

26年经典国货品牌，添加多种幼科本草提取物，温和驱蚊。帮助改善宝宝皮肤干燥皲裂，缓解尿液刺激，消除换季不适等症状，且清爽不黏腻，给宝宝更温和的呵护。

贝贝鸭阶段式智能BB煲A12L

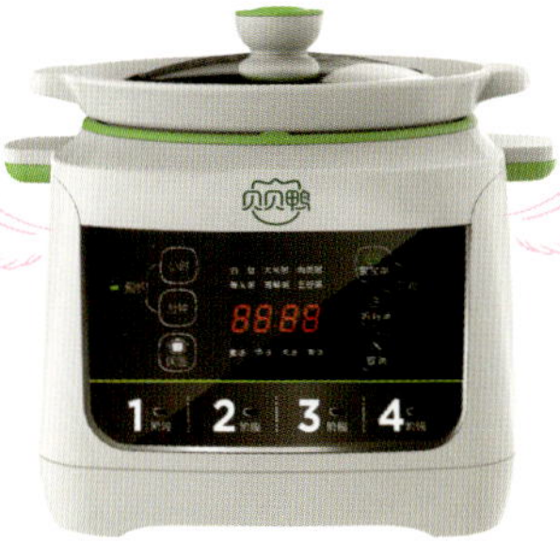

推荐理由

贝贝鸭阶段式智能BB煲在国内首创4个阶段喂养方式和5大粥品喂养理念。作为2016年旗舰款产品，贝贝鸭创新提出4大营养妈妈汤品理念，并采用球釜内胆设计，全触摸屏操作，把BB粥和妈妈汤相结合，打造出“一煲两用”的阶段式智能BB煲A12L，从孕期就开始给宝宝和妈妈最全面的营养呵护。

Kaili/开丽待产包

推荐理由

开丽是全国首家提出“产妇全程护理”概念的品牌，并在2008年推出中国第一款“待产包”产品，满足孕产期全程孕妈和宝宝的不同护理需求。近几年来，开丽待产包功能不断升级，优化产品组合，已推出5款待产包产品，满足孕产妇和初生宝宝的不同需求。十二年来，开丽已为1000+万妈妈提供系列优质产品与服务，深受妈妈们的喜爱；凭借稳定的品质、创新的设计，建立起了良好的消费口碑。

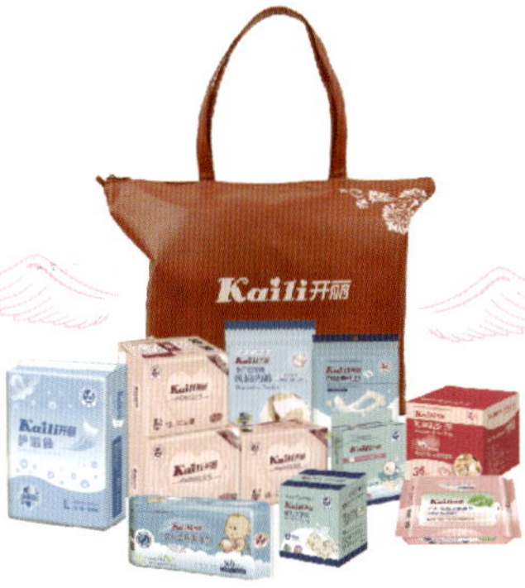

抱抱熊皇家铝制轻奢抱婴腰凳

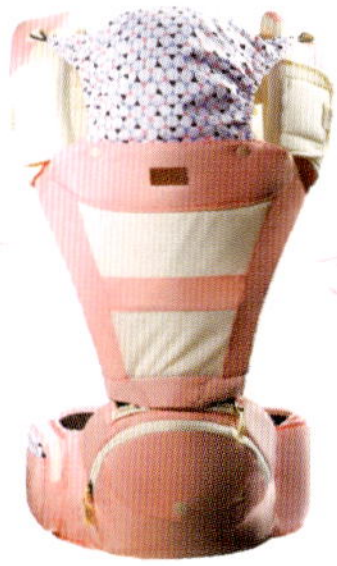

推荐理由

此次单品C10婴儿腰凳，被冠以“腰凳专利之王”，由知名国际设计师团队参与完成，整个腰凳拥有十几项专利设计，集跨界时尚、匠心工艺、实用力学为一体，产品一经推出便在全渠道引发一阵抢购热潮，成为众多腰凳品牌单品销售的佼佼者，被视为妈妈们心目中的“国民好腰凳”。

年度·特色奖

与众不同的产品，让生活轻松又独具一格

Fisher Price/费雪声光安抚海马

推荐理由

费雪小海马是一款造型可爱、材质环保的宝宝助眠神器，其拥有8首经典舒缓摇篮曲及模拟自然海浪声帮助安抚宝宝睡前哭闹；可随着音乐渐暗的灯光增强宝宝视听觉发育；帮助宝宝培养日夜规律生物钟，建立良好睡眠习惯。

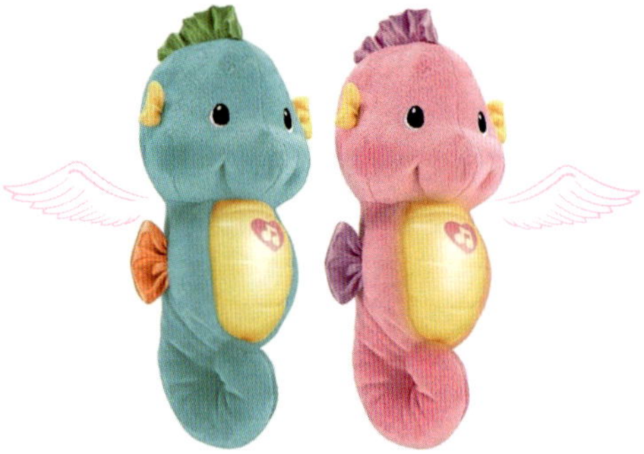

Giving/启初婴儿多效倍润面霜

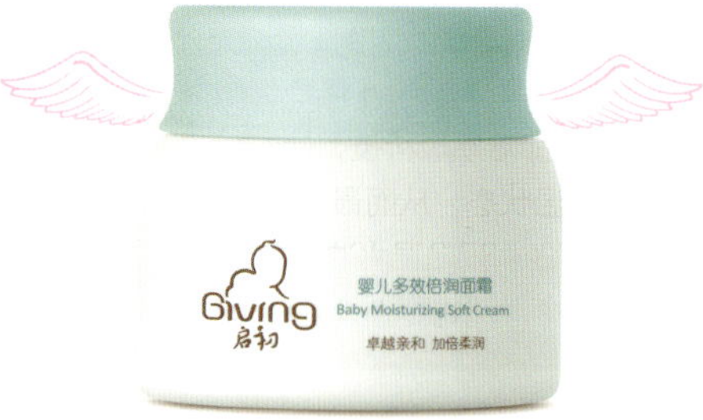

推荐理由

启初婴儿多效倍润面霜，优选初生胚米精华。胚米富含200%于大米的维他命B等多种小分子益肤成分，天然匹配婴幼儿肌肤，相融、易吸收，可有效强健肌肤自身屏障力，给宝宝肌肤加倍滋润好呵护。

kabrita/佳贝艾特金装幼儿配方羊奶粉

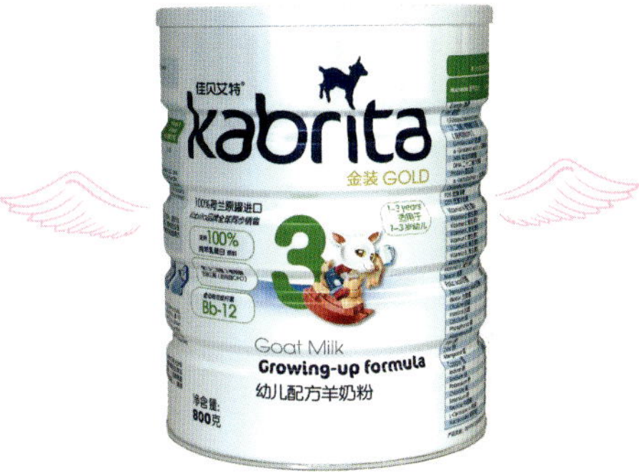

推荐理由

佳贝艾特源自乳品王国——荷兰，100%原装原罐进口的高端羊奶粉。凭借100%纯羊乳蛋白配方及羊奶天然小分子，不易上火、便秘及过敏，深受全球妈妈信赖。特别添加OPO、益生菌等，帮助宝宝肠道更健康；添加DHA、ARA关键营养素，助力宝宝大脑及视力发育。

HiPP喜宝Combiotic®益生元婴幼儿配方奶粉

推荐理由

喜宝从天然的原料中获得益生元，并添加到配方奶粉中，益生元有助于促进宝宝肠道益生菌生长，维持肠道微生态平衡。

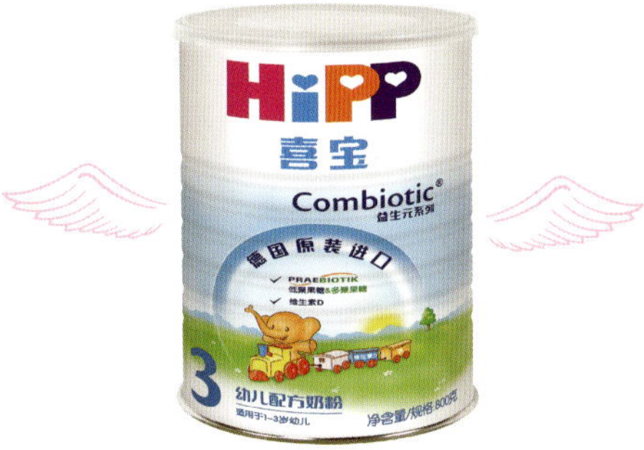

Babikins/金钻喜安智婴幼儿配方奶粉

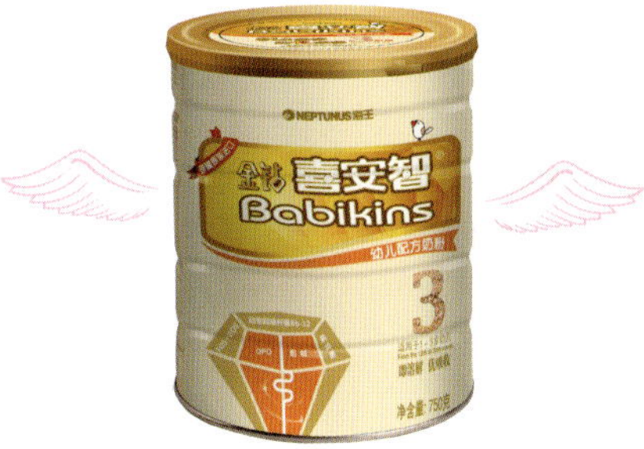

推荐理由

金钻喜安智以创新的MSD即溶易吸科技，使奶粉的生产全过程始终保持在低温状态，从而最大程度地保留营养物质的完整性和活性，37℃温水冲调也能迅速溶解，呵护宝宝舒适吸收，是妈妈的放心之选！

年度·潜力奖

新上市品质优异产品，值得一试

i-baby婴儿连体太空服

推荐理由

i-baby婴儿太空服，利用Outlast太空棉纤维温度调控功能原理制成，不冷不热，恒温如一，可有效避免过冷过热，减少宝宝冬季出汗、受凉现象，降低感冒发生几率。

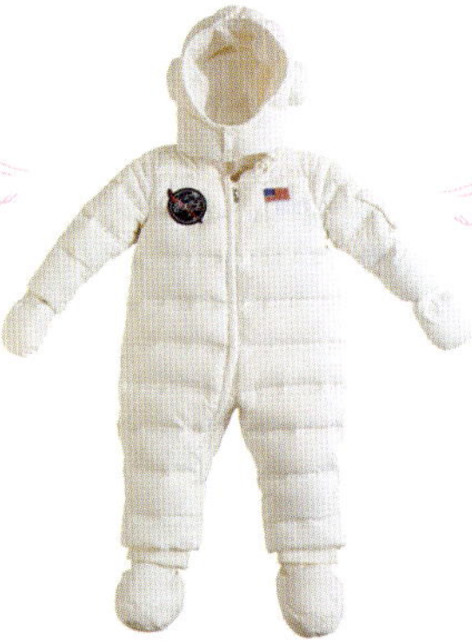

Giving/启初牛奶谷胚宝宝滋养面霜

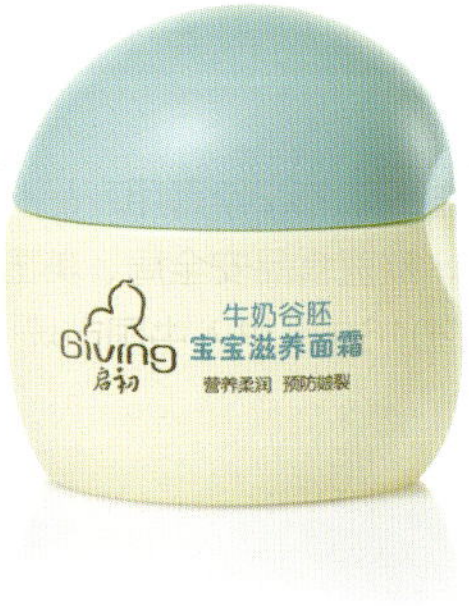

推荐理由

牛奶谷胚滋养面霜是2016年启初重磅推出的新品，其优选初生谷物胚芽精华，呵护宝宝娇嫩肌肤，又富含天然牛奶蛋白及蜂蜜精华，有效预防干燥皲裂。牛奶谷胚“益加益”，给宝宝更有效、更适合的“柔滑润护好成长”！

xinkaishi/心开始智能胎儿心跳聆听器

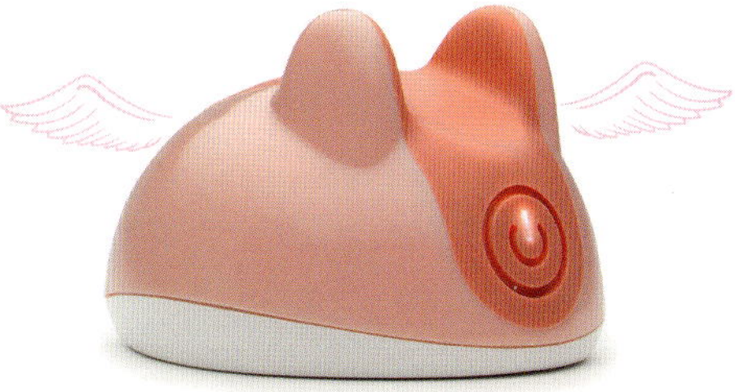

推荐理由

心开始这款“高清麦克风”可以过滤掉孕妇腹腔里的其他杂音，以突出胎儿的心跳声，无需耦合剂就能使用，没有黏腻感！安全无辐射，萌萌哒，粉粉哒外观绝对时尚，无外接线，不受限，随时随地玩转胎宝宝心跳！

ABC KIDS Ai+ 超能跑鞋

推荐理由

2016ABC KIDS新品，中空咬合能量环减震专利技术，缓震舒适，减轻运动伤害,全掌渐进式接地设计，韧性更强，让足底自如应对全路况。超轻小体积芯片，没有多余负重，无佩戴的束缚感，让宝贝感受真正的智在运动。智能芯片，精准监测宝贝运动数据，陪护时间全记录，用爱陪伴孩子成长。

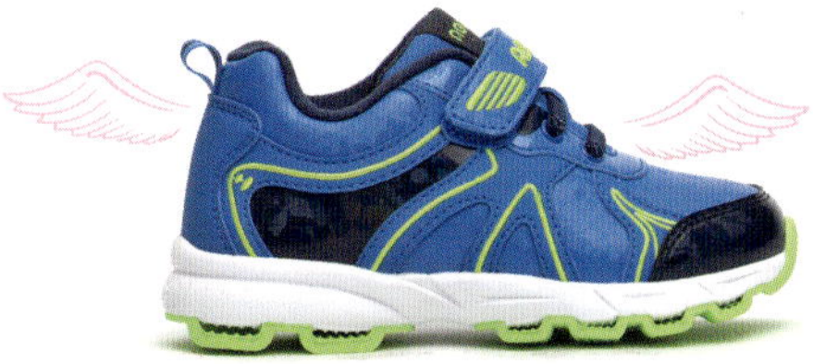

Life-mana亿君优 prebio-t 纯天然益生元

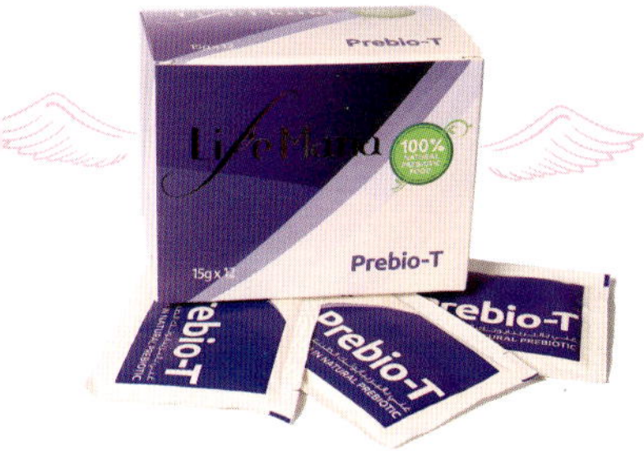

推荐理由

百分百纯天然有机的益生元产品，迪拜皇室22年御用产品，经过全世界22个国际与地区市场验证，欧盟食品安全局、美国有机认证等12家国际权威机构认证，2016年，进入中国市场。亿君优富含丰富的天然营养，能提供孕妈钙、钾、镁、膳食纤维、益生元等孕期所需的天然营养。能有效针对孕期容易出现的肠道、真菌感染，营养管理等问题。

妈妈都喜欢的app

孕期提醒——伴你孕期每一天

怀孕了就用孕期提醒！孕期提醒已经见证千万宝宝健康出生！

孕期提醒自2011年诞生以来，一直以呵护准妈妈为宗旨，这里有专业的健康专家帮怀孕排忧解惑，轻松搞定孕期大小事，新手准妈不再彷徨。

妈妈社区——有孩子的，都上妈妈社区

5000万妈妈备孕怀孕育儿的贴心管家，孕妇孕期产检、胎动、胎教、月子食谱、产后护理等的好助手也是妈妈们解决宝宝起名、喂养、婴幼儿发育、儿童早教、幼儿园学习等问题的好参谋；此外，妈妈社区也为女性提供月经、排卵、安全期提醒。

育儿网——轻松孕育，上育儿网

千万妈妈备孕、怀孕、育儿的专属小秘书，模“范”妈妈范玮琪倾情代言。

这里有最专业的孕育知识、孕育工具；这里有千万妈妈在线讨论育儿经验，互帮互助共同成长；这里有全国知名医生、专家在线解答，贴心支招。

亲子周末——带娃乐游，有我不愁

周末啦，带孩子出去玩吧。出远门不方便？市内景点、游乐场、线下活动一样玩到嗨！

亲子周末带你轻松找到适合带娃出游的免费景点，随时随地查看离自己最近的游乐场所，让宝宝玩得尽兴，妈妈更省心；每天都有趣味同城活动，让宝宝认识更多的同龄的小伙伴！

聚划算

聚划算每天从淘宝、天猫8亿商品中精挑细选优质商品，以更高的服务标准提供极致性价比的商品团购服务，妈妈们可以在这里找到超高性价比母婴用品。天天有惊喜，件件是精选！

丁香医生

丁香医生专注提供可信赖的医疗健康信息和服务。面对朋友圈里那些流毒甚广的错误育儿观念，丁香医生邀请了来自产科、儿科、妇科的一线临床医生为准妈妈和妈妈们答疑解惑。我们承诺，给最脆弱、也最强大的妈咪，你所想要了解的关于健康的一切。

小小优酷

小小优酷专为0-10岁宝宝打造，内容精彩海量，动画活泼有趣，可供宝宝独自使用。我们针对宝宝的年龄性别推荐最适合的视频，涵盖幼教、英语、儿歌、故事等多种丰富内容，带领宝宝畅游卡通世界。所有视频高清流畅无广告，在享受愉悦的观看体验同时具备人性化设置，家长可以管理小朋友的观看时间，帮助宝宝培养良好生活习惯。

途牛旅游

途牛旅游，让旅游更简单，让出行更方便！随时随地预定酒店、机票、火车票、景点门票、跟团游、周边游、自由行、自驾游、邮轮、公司旅游等，产品全面，价格透明。

乐嗨直播

一款随时随地进行分享和观看的手机直播社交APP，可向所有人展现和分享自己的所见所闻。妈妈可以用它记录育儿生活，向亲友和全世界展示宝宝的成长瞬间。它让我们的距离更贴近，同心同频。

芒果TV

芒果TV教育频道为新手父母全方位提供备孕、孕产、婴幼儿保健护理、宝宝0-6岁育儿知识、早教等优质内容，全程陪伴宝贝健康成长。

图书在版编目(CIP)数据

橙品清单：聪明妈妈消费指南 / 育儿网主编. --
南昌：江西科学技术出版社，2017.3
ISBN 978-7-5390-5901-3
Ⅰ.①橙… Ⅱ.①育… Ⅲ.①妊娠期-妇幼保健-指南 ②婴幼儿-哺育-指南 Ⅳ.①R715.3-62 ②TS976.31-62

中国版本图书馆 CIP 数据核字(2017)第 039115 号
国际互联网(Internet)地址：
http://www.jxkjcbs.com
选题序号：ZK2016285
图书代码：B17005-101

橙品清单：聪明妈妈消费指南　育儿网　主编

策　划	王婷雯　陈雅欣　李婷婷
特约编辑	李梦寒　季慧慧
编校复核	任　珍　赵　琴
设　计	陆丽娟　徐　霞
责任编辑	邓玉琼
出版发行	江西科学技术出版社
社　址	南昌市蓼洲街 2 号附 1 号
	邮编：330009　电话：(0791)86623491　86639342(传真)
印　刷	江西千叶彩印有限公司
经　销	各地新华书店
开　本	710mm×1000mm　1/16
字　数	140 千字
印　张	9
版　次	2017 年 3 月第 1 版　2017 年 3 月第 1 次印刷
书　号	ISBN 978-7-5390-5901-3
定　价	40.00 元

赣版权登字-03-2017-21